冷静下来

——你唯一需要的育儿技巧

Calm the F ck Down:

The Only Parenting Technique You'll Ever Need

（美）大卫·维恩纳 著

连润清 李菲菲 译

（西）艾丽卡·萨尔塞多·赛斯 插画

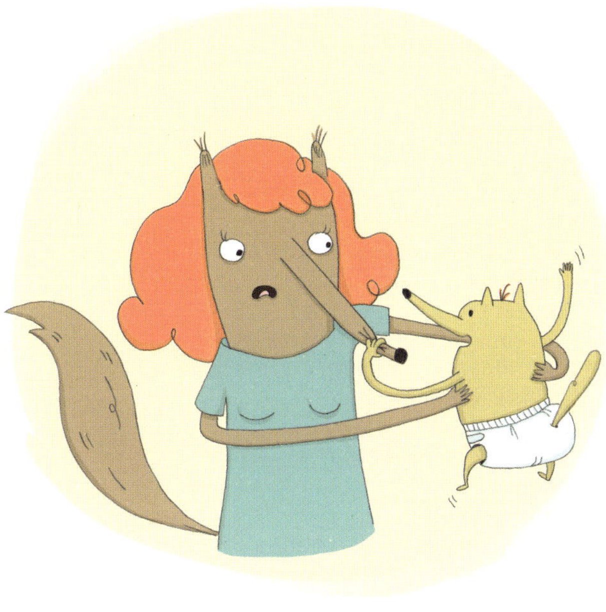

中国工人出版社

图书在版编目(CIP)数据

冷静下来：你唯一需要的育儿技巧 / (美) 大卫•维恩纳著；连润清，李菲菲译. —北京：中国工人出版社，2017.3
(2019.10)

书名原文：Calm the F*ck Down: The Only Parenting Technique You' ll Ever Need

ISBN 978-7-5008-6639-8

Ⅰ.①冷… Ⅱ.①大… ②连… ③李… Ⅲ.①婴幼儿—哺育—基本知识②婴幼儿—家庭教育
Ⅳ.①TS976.31②G781

中国版本图书馆CIP数据核字(2017)第063512号CALM THE F*CK DOWN

著作权合同登记号:图字 01-2016-7191

冷静下来——你唯一需要的育儿技巧

出 版 人	芮宗金
责任编辑	习艳群
责任校对	赵贵芬
责任印制	栾征宇
出版发行	中国工人出版社
地　　址	北京市东城区鼓楼外大街45号　邮编：100120
网　　址	http://www.wp-china.com
电　　话	(010)62005043(总编室)　(010)62005039(出版物流部) (010)62382916(职工教育分社)
发行热线	(010)62005996　(010)82075964(传真)
经　　销	各地书店
印　　刷	北京美图印务有限公司
开　　本	710毫米×1000毫米　1/16
印　　张	10.75
字　　数	70千字
版　　次	2017年7月第1版　2019年10月第2次印刷
定　　价	46.00元

致教会我为人父母的四个人：拉瑞莎、怀亚特、布恩和克里夫•赫克斯特布尔医生[1]。前三个人真实存在，最后一个人是虚构的，但他们四个人穿毛衣都挺好看的。

1　译者注：克里夫•赫克斯特布尔医生（Dr. Heathcliff Huxtable）是美国一部以家庭生活为题材的电视情景喜剧《考斯比一家》中的角色。

出版社声明

本书是一部幽默之作，仅为博君一笑，而非提供育儿方面的专业建议。本书的出版方和相关制作人员均不提倡虐待、忽视儿童或其他违法行为。在任何情况下，读者因出自本书或与本书内容相关的举动而受到的损失，不论是直接损失、间接损失、附带损失、从属损失还是惩罚性赔偿，出版社概不负责。特此说明。

我们已尽最大努力获得各版权所有者的认可。若有错误或遗漏，我们将在随后的版本中予以纠正。

任何提及特定公司、产品和品牌之处，与之相关的版权和商标都归其所有者所有。

内容简介

养孩子这件事儿快把你弄疯了？这有什么稀奇的，太正常了！最让你抓狂的是，如果你去请教形形色色的育儿专家，他们每个人都会欣然指出你做的所有事情都是错的，甚至会鄙视你家沙发上那些堆积如山的干净衣服。但根据超过50万个父母的经验，你根本不需要专家，只需要“冷静下来”。

非专业育儿家大卫•维恩纳（一对双胞胎男孩的父亲，还不算育儿专家吗？）最早是在其网络博文中提出用“冷静法”育儿，随后将它们编制成书。他在书中毫无保留地介绍了大量亲身实践过的实用方法，并告诉读者，依靠常识就能解决大部分的育儿问题。本书还能帮你保持幽默感。不过，它可没办法帮你把那堆衣服叠好。

本书介绍了许多家长非常熟悉的情形，包括：

·宝宝不排便

·孩子不午睡

·孩子乱发脾气

·你有时不喜欢自己的孩子

……

目录 Contents

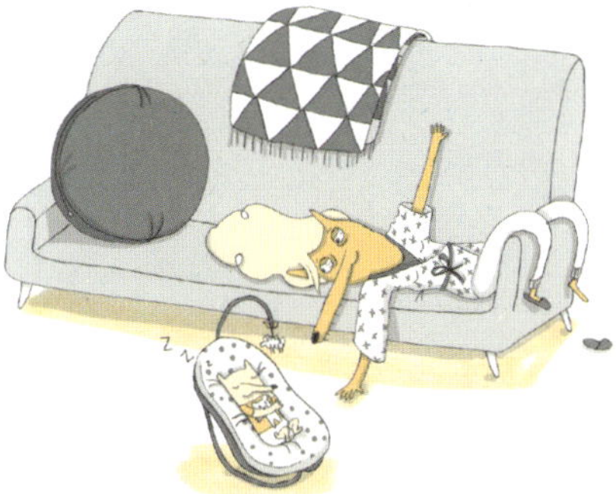

学龄前儿童篇

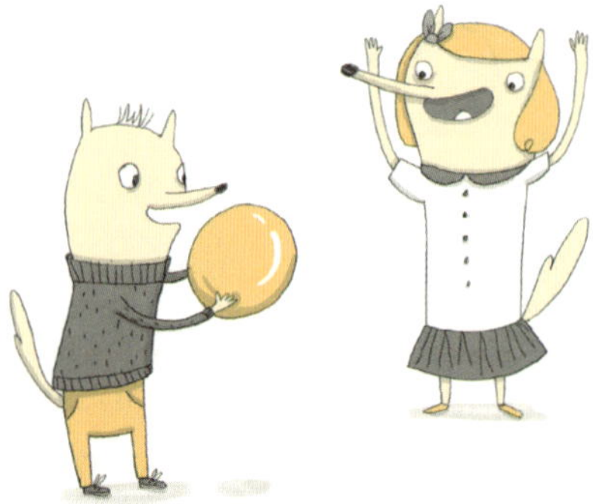

成长发育篇

行为举止篇

育儿方式与技巧篇

为人父母篇

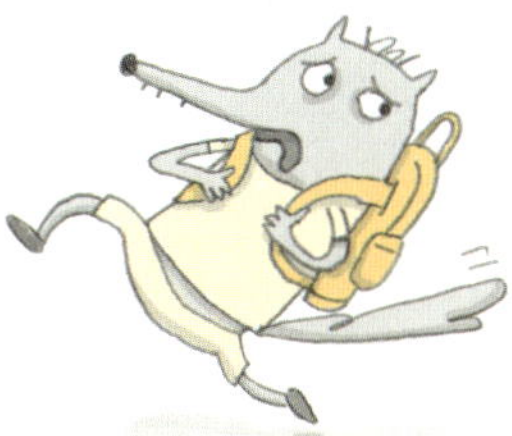

实际问题篇

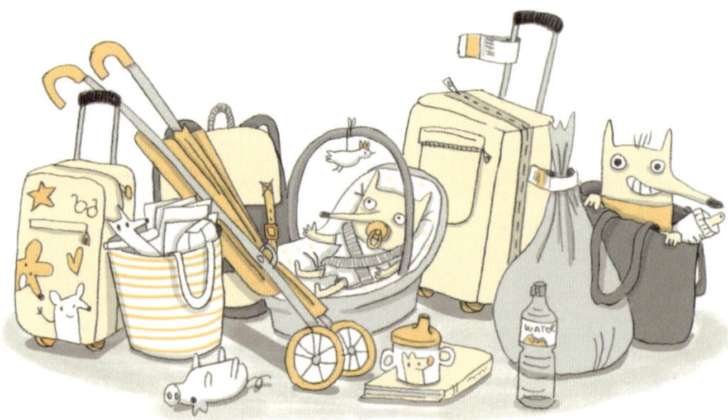

引　言

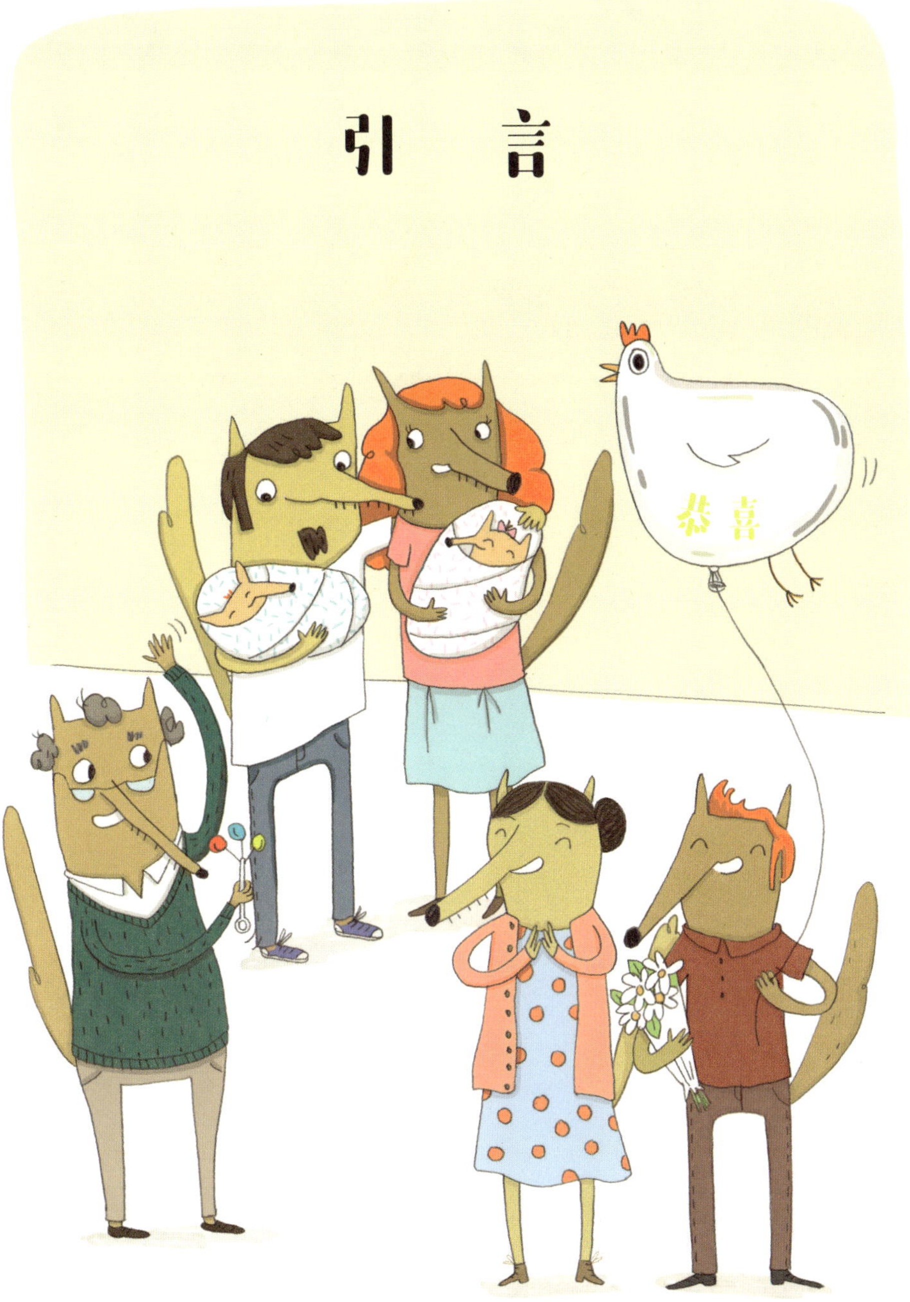

我不是个育儿专家……稍等，重新来一遍。

嗨，我是大卫，很高兴认识你。你的外套看起来不错，很衬你的眼睛哦！

我是一个父亲，有一对五岁的双胞胎儿子——怀亚特和布恩。嗯，写这句话的时候，他们五岁，等这本书写完时，我估计他们会长大一点儿。多数日子里，我们家都乱得像被怪物卡车碾压过似的，我和我妻子几乎没时间好好做一顿饭。和孩子们在一起时，我有时候会很不淡定。我说的“有时候”，是指“几乎每天一次，每逢周日再加一次”。所以说，我和育儿专家之间的距离，就跟你想靠两条腿走到仙女星系[1]的距离差不多。

但是话说回来，很多育儿专家看起来根本不知道自己在说些什么。当然，有两个人除外：一个是“育儿之父”斯波克博士[2]，他鼓励家长们相信自己的本能；另一个是《星际迷航》里的斯波克先生[3]，他说过“没有事实，就无法做出

1　译者注：仙女星系，又叫仙女座大星系，是位于仙女座方位的拥有巨大盘状结构的旋涡星系，直径22万光年，距离地球有254万光年，是距银河系最近的大星系。

2　译者注：本杰明•斯波克（1903—1998），20世纪美国权威的儿科医学博士，被称为“育儿之父”。

3　译者注：电影《星际迷航》中，“尖耳朵”斯波克的父亲沙瑞克是瓦肯人，母亲亚曼达是地球人，所以，斯波克是瓦肯人与地球人的混血儿。瓦肯人是居住于瓦肯星的神秘民族，从小就被训练如何压制情感，完全以符合逻辑的方式思考。斯波克有瓦肯人的外形和思考方式，但由于他身体中有一半地球人的血统，在特殊状况下，仍然会显露出一般地球人具有的不合逻辑的思考及行为。

符合逻辑的决定，你必须相信自己作为人类的直觉”。

也别跟我提那些根本没有养过孩子的育儿专家。说真的，那就跟作为一个烹饪节目的主持人，却从来没有站在厨房的水槽边就着罐子吃豆酱一样。你得先学会走路，才能去跑步，对不对？各种泛滥的育儿经带来的挫败感促使我在自己的育儿博客“老爸难当”（The Daddy Complex）上写了一篇文章，叫作《冷静法》。其核心就是，家长们别再担心自己到底是不是全世界最好的父母，踏踏实实养孩子就是了。这一核心方法建立在以下几个理念的基础上：轻松的家庭环境对孩子有益；靠常识就能帮你搞定绝大多数育儿问题；我们所有人都有把事情搞砸的时候，并无大碍。

我不太懂互联网分析术语，但我相信，用“疯狂传播，如火如荼”来描述这篇文章的受欢迎程度毫不为过。在世界各地的互联网、电视、电台以及报纸上，到处都有人对这篇博客文章进行探讨。他们将它应用到育儿以外的事情上，如写作上和婚礼策划上。现在，甚至有一家心理诊所推出了名为“冷静法”的运用课程。正如我所说的那样：疯狂传播，如火如荼。

“冷静法”以我从未想到的方式引起了人们的共鸣。我以一个每天都挣扎在育儿挑战中的非专家身份，更为深入地探索了这一方法，就像每一个真实的普通人那样。但我也不傻，为了确保自己没有因为忙着编“段子”而落下某些重要的事实，便向两位真正的专业人士寻求了帮助。辛迪•萨尔诺夫•罗斯是一名认证心理治疗师，在临床心理学和组织管理领域有近20年的从业经验。希瑟·哈里森是加利福尼亚大学洛杉矶分校国家儿童创伤应激循证实践[4]中心的副主任。同时，她们两位也都是母亲。

在本书中，我将介绍“冷静法”在孩子成长的最初几年里的实际应用，具体涵盖行为、营养、发育和生命机理等问题，并举一些例子，论证为何“冷静法”能在各个育儿问题上发挥作用。但愿这能帮你搞明白，为什么家长们应该停止给自己施加不必要的压力，冷静下来。如果你不赞同，我想你要继续背负压力了。我说过了，我不是专家，甚至无法做到定期洗澡。

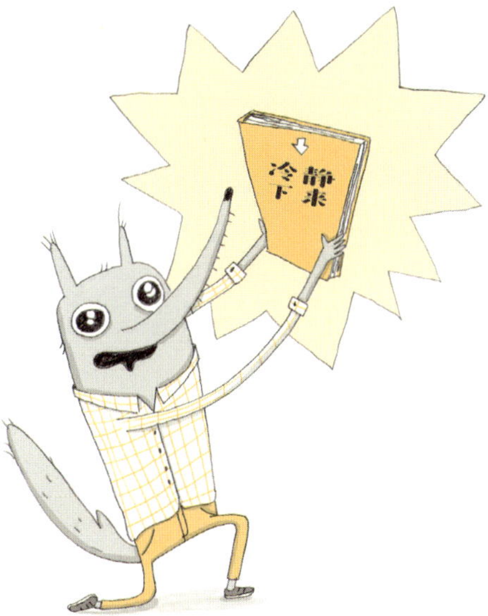

至此，如果这篇引言还无法吸引你继续读这本书的话，那我也无能为力了。我是说，我是不会厚着脸皮跟你套近乎的，那样太不专业了。

总之，就这些吧。希望你喜欢这本书。还有，刚才说你的外套好看，我没有开玩笑，它真的很衬你的眼睛。

4 译者注：循证实践(evidence-based practice, EBP)兴起于20世纪七八十年代的循证医学领域。循证医学主张“慎重、准确和明智地应用当前所能获得的最好研究依据，结合临床医生的个人专业技能和多年临床经验，考虑患者的价值和愿望，将三者完美地结合，制定出治疗措施”。

新生儿及婴儿篇

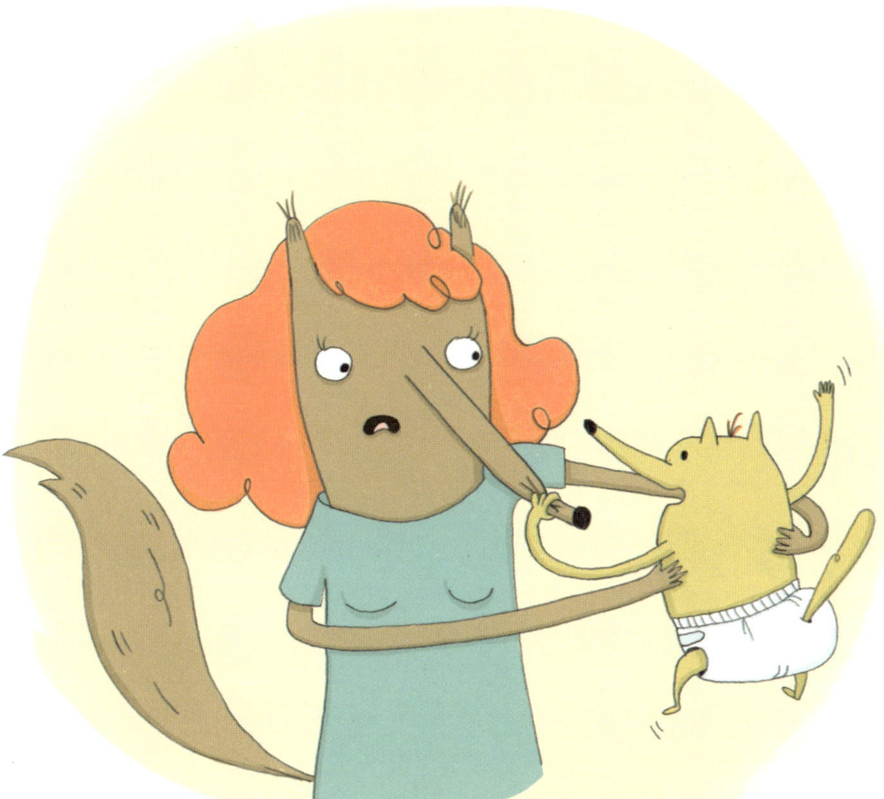

宝宝不排便

你已经学会给宝宝快速擦屁股了。现在，不管是用过的尿片，还是黏糊糊的大便，都难不倒你了：在令人眩晕的气味中，你技术娴熟、目光刚毅，咬紧牙关，准确无误、一气呵成地处理好尿片和大便，仿佛店主和路人都站在一旁为你摇旗呐喊。到给宝宝擦屁股的时候，你俨然化身为神枪手怀亚特·厄普[5]，动作干脆利落。

一切都很好，只不过你家宝宝的屁股似乎关上了大门。尽管她的胃口依然很好，但就是不排便。整整一天了，任何形状、分量或者稠度的大便都没有。如果把宝宝的屁股比作一个小镇，你就像这个沉睡的屁股镇镇长，一切都很平静，甚至平静得有点过分……因为如果她没有清空大肠，就意味着她的大肠正被各种食物残渣填满。对于她拉到尿片里的大便，以前你都暗暗心生厌恶，但现在却有点想念这些“老朋友”。如果放任不管的话，这些残留的有害物质可能对宝宝的身体造成生物性损伤。而通常情况下，人们也许只有经历火车脱轨

5 译者注：《怀特·厄普》是由劳伦斯·卡斯丹执导的传记式的西部动作片，1994 年在美国上映。怀特·厄普在影片中是一名小镇警长。

或者在圣帕特里克节[6]期间串酒吧喝酒[7]后，才会遭受这样的身体损伤。

你知道这种现象不正常，因为她一般每天会排好几次大便。即使是你，每天也要排一次大便。当然，如果吃了自助餐的话，可能会排两次。你觉得是该拿出特殊武器的时候了。你有一种像巨型榴弹炮一样疏通任何堵塞的可靠工具——灌肠剂。

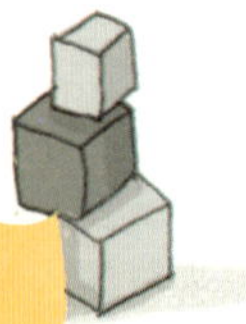

冷静下来

你的宝宝会大便的，但不会那么突然。母乳喂养的婴儿即使连续七天不排便，也不会出现病症，所以可能根本没有任何问题。你只需要给孩子换上尿片，并且注意观察她是不是有尽力想要排便的迹象（如果有，这可能是便秘的征兆）。耐心一点，等她终于排便了，你就得准备好做清理工作，这也会考验你对生物学、人道主义甚至是地心引力是否坚信不疑。安全起见，如果你的宝宝已经有四五天不排便了，请打电话咨询儿科医生。医生可能会建议你尝试栓剂，帮助大肠蠕动，这是最严重的情况了。而我要继续写下文了，尽可能多地提些育儿建议，帮助你消除对这些大便的记忆。

6 译者注：圣帕特里克节（St. Patrick's Day）是每年的3月17日，是爱尔兰的国庆节。

7 译者注：串酒吧喝酒（pub crawl），是指在每个酒吧里只喝一杯，然后又去下一家。

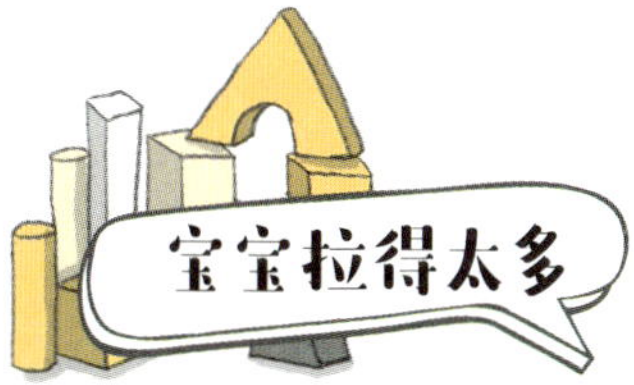

宝宝拉得太多

你已经对换尿片的恐怖经历有所耳闻。但因为你以前养过的一条狗经常胃抽搐，所以你觉得处理那么一两片沾有大便的尿片根本不是事儿。为了杜绝因大便造成的任何可能的慌乱局面，你一发现宝宝不舒服，就立刻给他换尿片，以免场面变得更加糟糕。

然而，意外的情形还是发生了。

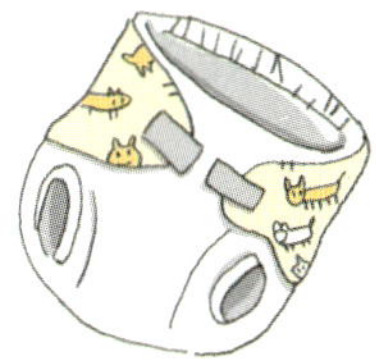

换尿片时，宝宝拉出了一些青黄色的大便，并且他还在不断地拉，好像永远都拉不完。

现在，你换尿片的桌子和一部分墙面上都布满了大便的杰作，它们的风格倒挺像杰克逊•波洛克[8]的画作。你百思不得其解，不知道你的儿子为何会拉出这么多大便。还有，大便的颜色是怎么回事？那些青黄色的大便本身看起来就和家里的风格格格不入，更别提它们还流到了育儿室的亮色毯子上。

8 译者注：杰克逊•波洛克（Jackson Pollock，1912—1956），美国画家，抽象表现主义绘画大师。

这绝对不正常。这只能说明一件事：不知怎么地，你儿子感染了一种罕见的“疾病”。它“溶解”了宝宝的内脏，也让当父母的备受精神摧残。

冷静下来

恭喜！你刚刚获得了一枚育儿勋章。把这枚勋章缝到你的肩带上，自豪地戴着吧，因为任何一个换过尿片的人都经历过大便一团糟的场面。大便颜色从“码头工人的煤渣”色到“同志骄傲大游行”[9]的彩虹色不等。婴儿的排便问题几乎一直处于动态变化中，这是因为在头几个月里，宝宝的生命机理会发生很大的变化。毫不夸张地说，婴儿的初次排便疏散了他们在母体内获取的细胞和其他物质。随后，一切的一切，不论是母乳的成分，还是你喂给宝宝的配方奶粉，都会影响大便的稠度、颜色、频率……嗯，当然还有轨迹。的确，有时候宝宝的排便量多到让你崩溃，其他孩子的父母对此也感同身受，但是清理大便还得你自己来。

9 译者注：同志骄傲大游行（Gay Pride Parade）：每年6月是世界同性恋者的节日。该节日有长达一个月的庆祝活动，代表“同志骄傲”的彩虹色旗帜是历年游行的亮点。

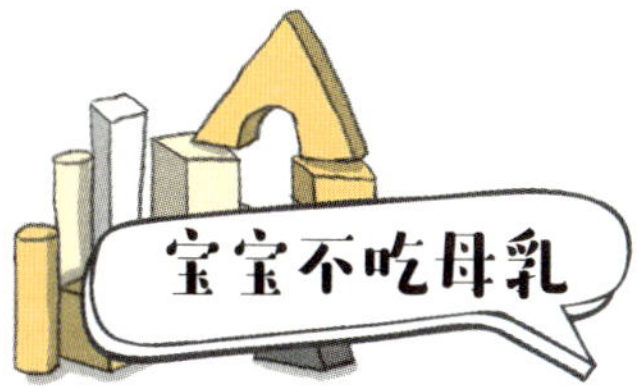

宝宝不吃母乳

说到给你女儿喂奶，医生和营养师都一致同意：除非科学家们能发明出一种完美的食物药丸，否则没有什么能胜过母乳。母乳能提供宝宝成长所需的一切，包括帮助建立免疫系统的白细胞。可是为什么你家小姑娘就是不想吃母乳呢？

你已经探索过各种办法，包括请教泌乳专家、上育儿课，但你的宝宝对母乳所表现出的兴趣就跟她对电量测量的兴趣一样少得可怜。你试图让小宝贝衔乳，结果证明，这只是一次徒劳而恼人的身体锻炼。有那么罕见的几次，你终于让她衔住了，但她很快就丢开了。你像一个差点钓到一条大鳟鱼的专业海钓员似的到处宣传你的母乳喂养事迹：“我几乎就得手了！”

另外，你还错失了一些难以量化的东西：情感依恋。那些极力主张母乳喂养更有益的专家们宣称，母乳喂养有助于在母亲和宝宝之间建立一种特殊的纽带。这一纽带可以确保你的孩子长大离家后每周给家里打电话，每个母亲节都送花。反之，既没有吃母乳也没有建立情感纽带的宝宝们长大后，会变成有社交障碍的笨蛋，或者更糟，变成政客。

冷静下来

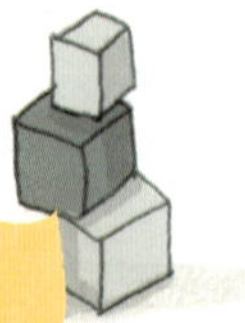

没错，母乳健康、优质且营养全面，但最重要的还是把你的宝宝喂饱。所以，当你的宝宝学会吮吸后，如果她实在是更喜欢用奶瓶，那就用吸奶器把母乳吸出来，或者把婴幼儿配方奶粉装在奶瓶里喂她。

请继续尝试让她衔乳。但你也要知道，抱着你的宝宝用奶瓶喂她，照样可以提供所需的全部营养并建立情感纽带。而且，如果你的小姑娘需要更多营养，你的儿科医生会告诉你，或许还会建议你在母乳喂养的同时，辅以配方奶粉，帮助她发育和增加体重。我们对自己的一个儿子采取的就是这种喂养形式，谁会愿意让一个婴儿“骨瘦如柴”呢？

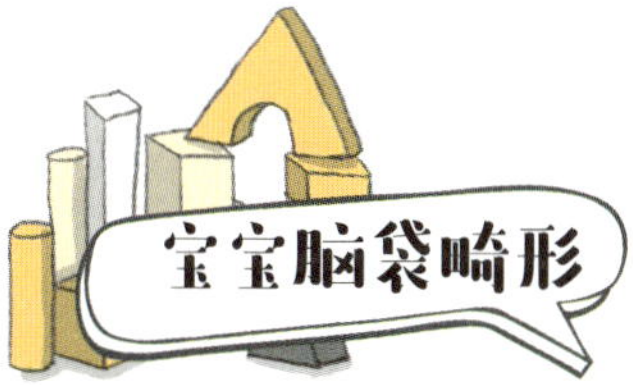

宝宝脑袋畸形

有些人认为，平躺是最好的睡姿。也许你不认识“这些人”，但他们有博士学位或者其他了不起的资格证书，所以相信他们就好了。说起来，我还有宇宙生命教会颁发的神学博士学位呢。不要惊慌，只要你下定决心，连上互联网，交40美元，再灌下一瓶中央海岸黑皮诺葡萄酒，你也能得到这个学位。不过我好像跑题了。

你已经知道，平躺的睡姿有助于预防婴儿猝死综合征[10]，所以你让宝宝每晚都必须面朝天花板仰卧，哪怕他在睡觉时偶尔伸伸胳膊，你也要检查一下，确保他没有翻身侧躺。你甚至尝试用一些小泡沫块儿挡着，以防他转来转去，但最后却发现，它们不仅起不到约束作用，反而还会帮助他翻身。

多亏你比较警惕，除了平躺，他从来没用别的姿势睡过。于是，现在他的脑袋看起来就像一个平底锅。

长时间保持同一睡姿让他柔软的小脑袋像一块被压扁的多彩泥玩具一

10 译者注：婴儿猝死综合征（简称SIDS），也称摇篮死亡，是指外表似乎完全健康的婴儿突然意外死亡。婴儿猝死综合征主要发生在出生2周至1岁之间。

样平。你一手打造出了世上独一无二的二维宝宝。在田径比赛中，他会明显受到空气阻力，但他的头理起发来速度更快。

冷静下来

这种“扁头综合征”很常见。随着孩子渐渐长大，他的脑袋很可能会自己变圆，你只要确保他在醒着时没有经常平躺着就好了。到6个月大的时候，如果他的脑袋还没有自行恢复，你的医生或许会推荐给你“头盔疗法”——用一个未来主义风格的帽子帮助他重塑头型。如果真戴了这种头盔，你就可以跟别人说你的宝宝是个时空旅行者了。

同时，一旦他脱离了婴儿猝死综合征的危险期（大概是12个月大的时候或者更小的时候，具体看你的儿科医生怎么说），你就可以开始调整他的睡姿，帮助他平衡头型。不过在这之前的很长一段时间，他们就开始自己翻身了，所以这个时候调整可能已经没用了。哦，对了，至于那些泡沫块儿，医生是不推荐使用的。还有，在你问之前，我先回答你，专家们也一致反对使用强力宽胶带。

宝宝吃了地上的脏东西

你在厨房里切西葫芦。终于，你把生活经营得井井有条，并且能够真正好好地做一顿晚饭了，对此你感到自豪不已。你的宝宝一边咿咿呀呀，一边“品尝”着油毡和瓷砖。从你和你爱人第一次谈到给家里添加一名成员的那一刻起，这样一幅有快乐宝宝的幸福家庭画面就开始在你脑海中形成。你回头看了宝宝一眼，想抓住这如温情电影一般的感觉。她长大后不会记得这些，但你知道，在她的成长过程中，这肯定会对她产生潜移默化的影响。

可回过头时，你却看到她抓了一撮狗毛塞进嘴里。假如你能保持冷静（但你做不到），你会放下菜刀冲过去，一把捞起她，把你的手指塞进她的嘴里去掏雷克斯的那撮灰毛。更糟的是，雷克斯的毛原本是白色的，但被灰尘、碎屑以及藏在角落和缝隙里的尘螨染成了灰色。呃，那场温情电影顿时变成了日本恐怖电影。

宝宝在一旁伤心大哭，你一边用手指刮宝宝的舌头，一边把她可能因为这撮狗毛染上的所有严重疾病在脑子里过了一遍：感冒、咽喉痛、犬恶丝虫病、大肠杆菌感染、狂犬病。你还琢磨了一下，如果把狗狗的毛剃个精光，是否会有人对你评头论足。

冷静下来

狗毛不仅无毒，还可以食用。当然了，它只是在生物学意义上可食用，即吃下去后不会有不良后果，跟自行车的轮胎可以食用是一个道理。办聚会时，你可不能真的端上一盘澳大利亚牧羊犬毛砂锅菜。

你需要密切关注你的宝宝是否有呕吐或发热的迹象，但最有可能的是她被你的反应吓到，而不是为自己的狗毛开胃小菜所伤。不仅如此，接触灰尘、毛发等东西其实有助于降低宝宝患过敏和哮喘的风险。所以，不妨让你的宝宝多从雷克斯这条老狗身上抓几撮毛。

我也有过类似的经历。记得很小的时候，我曾挤开我们家的牧羊犬，从它碗里抢食吃，但我现在不是挺好的么，只不过喜欢追着网球跑和冲邮递员大叫罢了。

你已累得生无可恋

当你期盼第一个孩子降临时，所有人都开玩笑说“趁现在，能多睡觉就多睡”，说得好像你能开一个睡眠银行似的。你知道养孩子是一个挑战，知道那会很累，但你已经准备好了。再说，上大学的时候，你也曾经一连好几天通宵呢。但现在你知道了，孩子出生前你睡得再多，也弥补不了他出生后你的睡眠不足。你已经连续四个月没有睡过踏实觉了。你现在真想找到那些开过那个玩笑的人，狠狠跺他们一脚。但就算找到他们，你恐怕也累得没力气跺了。

你一次只能睡两三个小时，因为你的宝宝每天需要喂8—12次。可哪怕是这两三个小时，也需要你能够立刻睡着，而不是醒着躺在那里，满脑子想着接下来要做的琐事——安排临时保姆、付账单、准备晚饭、对着墙壁疯狂地笑上十分钟。“宝宝睡时你也睡”是一件只在理论上存在的事情。然而，这还不是最糟糕的部分。

以这种方式来剥夺你的睡眠简直快把你逼疯了。是的，你真的快疯了，还不止一次！有时一疯就是好几周。怪不得在关塔那摩湾[11]，他们把这种方式当

11　译者注：关塔那摩湾位于古巴东南端关塔那摩省。湾中有一所美国海军基地，以作为美军的拘留营而闻名。

酷刑来用。在这些时间里，你能感到自己的理智像干枯的小树枝一样突然折断，理性的思考早已变成一段模糊的记忆。你会做、会说或是会想一些可怕的事，如疯狂地拔自己的眉毛，或者到处宣扬克莱兹梅尔[12]迪斯科音乐的乐趣。后来再回想起这些事时，你会毛骨悚然，质疑自己是否具备成为正常人的特质。

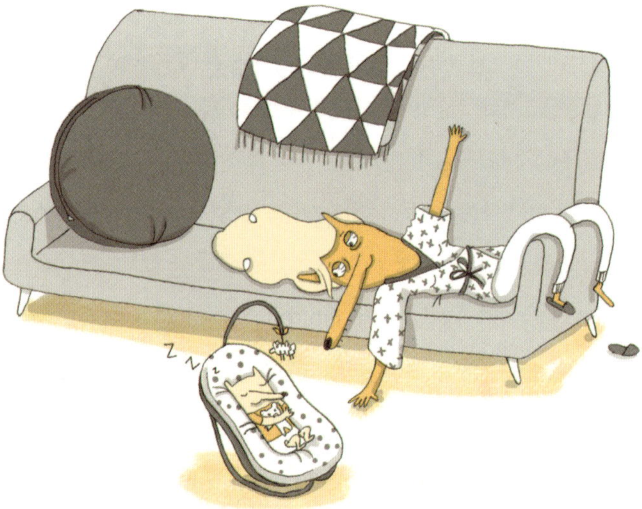

12 译者注：克莱兹梅尔（Klezmer）由希伯来语中的乐器（kley）和歌（zemer）所组成，意思是"犹太音乐家"。Klezmer 音乐最常出现在波兰、罗马尼亚、俄国和乌克兰等地的犹太人教堂或小区（非犹太人小区也有），一般多在结婚生子的喜庆场合演奏，且以各种形式的舞曲居多。

冷静下来

你迟早会有机会享受一次可以称为正常时长的睡眠的。第一次睡上这么一觉后，你会觉得精神愉悦，像骑在独角兽上吃了一整盘大麻布朗尼一样。你也会开始注意到一些事情，诸如你走进房间时，宝宝对你粲然一笑，或是露出一个认出你的表情。先生，这可是相当棒的。从此以后，你将经历一场宝宝成长马拉松，期间有各种里程碑，包括宝宝学会翻身，吃固体食物，学会爬行，说第一句话，学会站立、走路、拥抱、画画，或许还会组建一个车库乐队。

如果遇到那些“理想宝宝”的家长（所谓“理想宝宝”，即从出生起就开始晚上乖乖睡觉，白天乖乖打盹的小婴儿），你就走上去踩他们的脚吧，这就像是大自然给那些被剥夺了睡眠的父母的馈赠。

没人能理解你的压力有多大

你老公的姨婆上门来看小宝宝。她拜访期间，你提到自己已经好久没有真正地度个假了。她摆摆手，完全不把你的抱怨当回事，还说："噢，你整天都和这个可爱的小姑娘一起待在家里，每一天都是假期嘛。" 那一刻，你差点一拳打在这个亲切的老太太的喉咙上。

你很想问问她，当一个古怪又讨厌的老家伙是不是同样很轻松，但你想了想，还是忍住了。她没有意识到自己刚刚给你增加了不少压力。除了睡眠不足导致身体机能减弱，你觉得紧张和精神崩溃之感也很难解释，并且无法准确地向别人讲述。正因如此，人们才觉得这没什么大不了的。

这当然会进一步增加你的挫败感。于是，在女儿出生后的前三个月里，你整天缩在洗手间的小角落里，抱着膝盖来回摇晃，嘀嘀咕咕地自言自语。

冷静下来

我随口编了一个术语——“20世纪50年代家庭主妇综合征”（嗯，我最好注册一下这个商标）。它囊括了伴随全职家长这一角色产生的各种恐慌、紧张和沮丧情绪。这些情绪太过复杂，对没有经历过的人根本无法解释清楚。作为一个全职家长，你必须有适当的应对机制或减压办法，如做瑜伽或者玩撞车比赛游戏，来缓解“20世纪50年代家庭主妇综合征™”。如果你还没有，那就尽快琢磨出自己的一套方法。哪怕是每天出一次门这么简单的事情，也能帮你恢复心情和理智。

虽说你可以理所当然地继续试着表达自己的情绪，但不要指望全职家长以外的人能理解你是怎么应对它的，他们甚至都不能理解你为何需要去应对它。不要有这种指望，哪怕是对你的爱人，那只会给你带来更多压力。可以的话，找一些育儿群或同辈群，寻求专业帮助与你会不会当家长无关。你只要记住，凡是学习怎样应对生活中固有压力的举措都是正确的，一拳打在一个亲切的老太太的喉咙上除外。

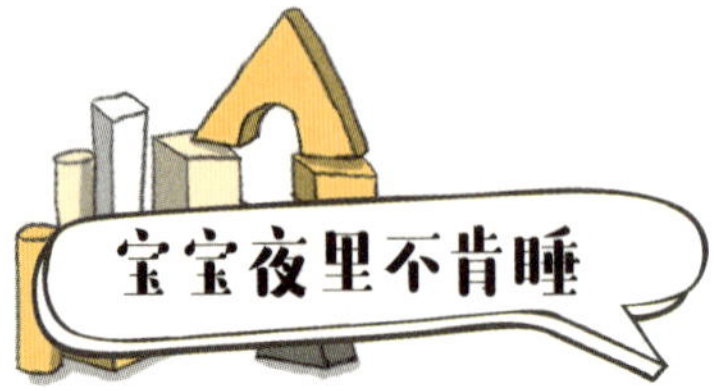

宝宝夜里不肯睡

你不停地哄你的宝宝，想让他安静下来，但他无视你的努力，大半夜号哭起来，直到凌晨两点半，哭到没力气了，才又重新睡着。这标志着他能踏踏实实、开开心心地睡上两分钟，然后开始另一场恼人的哭闹，直到凌晨四点为止。接着他又睡着了，这次的睡眠时间长达十一分钟（一个新的里程碑）！你刚开始打盹儿，就又得去哄他了。这一幕每天晚上都要上演：醒来，哄孩子，打盹儿；醒来，哄孩子，打盹儿……循环往复。

你试过各种各样的睡眠训练方法，从“让孩子哭个够”到“让孩子不再哭”，以及介于这两者之间的每一种方法，可惜所有方法的结果都让你泪流满面。你试着播放摇篮曲、白噪音[13]和雨林的声音。在某个极为脆弱的时刻，你甚至播放过柔缓的爵士乐。你向你的父母取经，问他们当年是用什么睡眠训练方法哄你睡觉的。他们困惑地看着你，问道：“睡眠训练，那是什么？”

13 译者注：对于新生儿的父母来说，利用白噪音来让婴儿停止哭泣是一种很有效的声音治疗方法。白噪音与婴儿熟悉的子宫里的嘈杂声有类似之处。因此，婴儿在感到不安的时候，听到这种声音便会安静下来。

有一天早上在水槽边洗奶瓶时，你看向厨房的窗外。太阳还没升起来，你听到你儿子又开始哭了。你甚至想身体前倾以全速冲向冰箱，把自己撞晕了事，只为得到一秒钟的清静。

冷静下来

如果有一个办法能让小宝宝有规律地按时睡觉，那么这个办法的发明者就可以在他/她的私人小岛上享受退休生活了，可以选一个简朴一点儿的地方，如澳大利亚。这个问题根本没有什么简单的解决办法。换一个让你心里好受点儿的说法就是：每个人都会有这段经历，所以，你就认了吧。

如果你有伴侣，你们可以轮班。如果你的伴侣以任何形式提出抗议，无论如何先让他或她轮一班，然后再争取继续轮。如果觉得压力大到无法承受，那就尽量想办法休息一下。该求助时不要犹豫，邻居、亲家、快递员、路人或流浪狗都可以成为你求助的对象。很快（或者很久之后），你儿子就会在夜晚按时入睡了……在某一刻，他会睡的，放心！

你们要坐飞机了

就算带着一个乖孩子（可以理解为“喂了安定的孩子”），目前的飞机旅行体验还是会逼得家长们想要冲到最近的禅宗打坐中心去打坐（可以理解为“来一瓶安定”）。然而，你假期得坐飞机去看亲家了。一想到那些需要安检的物品的清单，你就想丢下一切，像游牧民族一样在圆顶帐篷里养孩子。

如果她的尿片吸满了，大概可以算作一个容器。不知道在美国运输安全管理局的批准液体清单里有没有尿液这一项？还有，她的婴儿车能通过安检门

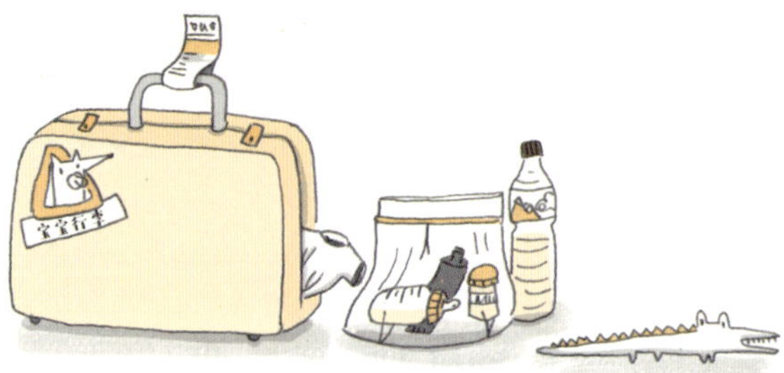

吗？会不会在安检区造成拥堵呢？

此外，你还记得自己有小孩之前的飞行经历吧。当飞机刚刚起飞，一个宝宝或者学步小孩开始大哭大闹时，孩子的家长就成了众矢之的，甚至比那些满口喷出大蒜味或不停找空乘人员麻烦的家伙还要招人恨。

你曾有过一瞬间的念头：登机时让你的小姑娘在过道里溜达一下，好让她伸展一下四肢，以免到时候困在机舱里被憋坏。但你很快打消了这个念头，因为你意识到，宝宝出现在现代大型客机的过道里，就像一位性感女郎现身于电影院的过道里一样引人注目。

至于午睡呢？在飞机上显然不可能照搬了。在家时，你可以把女儿抱到她的房间，然后调暗灯光。而在飞机上，宝宝们只能继续坐着。单单说句“午睡时间到喽”可起不到什么效果，威胁同样没什么用，对此你也心知肚明。

你也想过干脆取消这次拜访，直到你的亲家自己登门造访，或者科学家们发明出完美的瞬间远距离传送技术。不过，即使到那时候，你仍然会担心婴儿车能不能通过传送的门。

冷静下来

机场的安检是这样的：你得把除孩子以外的所有东西都送入X射线仪接受检测。通常，允许你带大瓶装的婴儿食物、无水洗手液、护臀霜等物品。是的，无视美国运输安全管理局的规定（恐怖分子一般都这样做）是为人父母者的诸多特权之一。如果你还推着婴儿车，有些机场会允许你走专为带孩子家庭或残障人士提供的特别安检通道，不需要排很长的队。

如果你听说过喂宝宝吃苯那君[14]就能让她在飞行中一路安睡的民间偏方，提醒你一句：对有些宝宝来说，它的作用恰好相反，在接下来的整个旅程中，你将需要照看一只彻头彻尾抽风的花栗鼠。如果你能和其他带孩子的家长坐在一起，那是最好的。他们不会像其他乘客那样厌烦孩子的吵闹。

一登机就要开始处理耳压问题，起飞和降落时各准备一个瓶奶（对于更大一点儿的孩子，可以用棒棒糖）。带上一大袋你的宝宝从没玩过或已经很久没玩的玩具。如果这些都没用，给她一本*Sky Mall*[15]，她就会开始集中注意力撕纸条了。你的宝宝可能会睡一会儿，但最大的可能是，你将上演自己育儿生

14 译者注：苯那君具有明显的镇静、镇吐等作用，主要用于皮肤黏膜的过敏性疾病，也可用于乘车、乘船引起的恶心呕吐。

15 译者注：一份机舱购物杂志。

涯中最长的一幕戏，而且既没有中场休息，也得不到掌声。

往好的方面想，万一有空乘人员也是当父母的，没准儿会免费送你一杯血玛丽鸡尾酒呢。

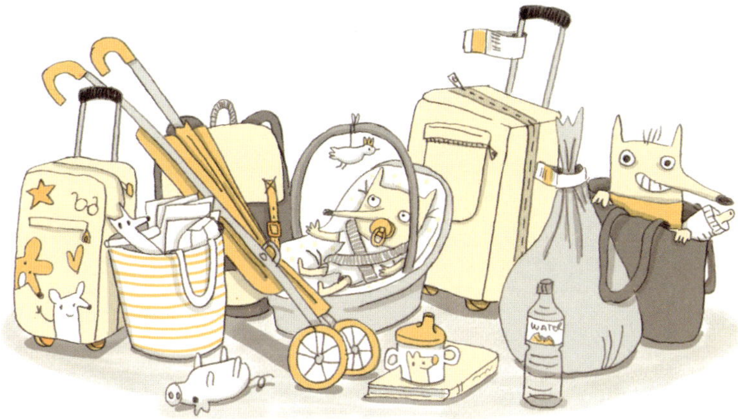

学步幼儿篇

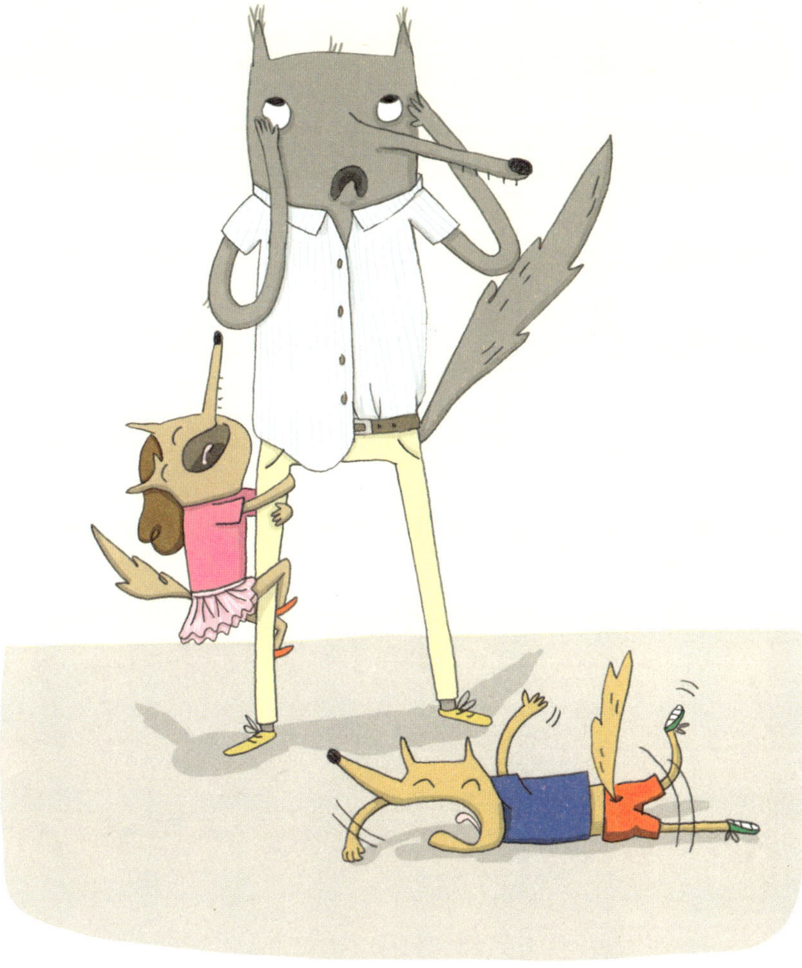

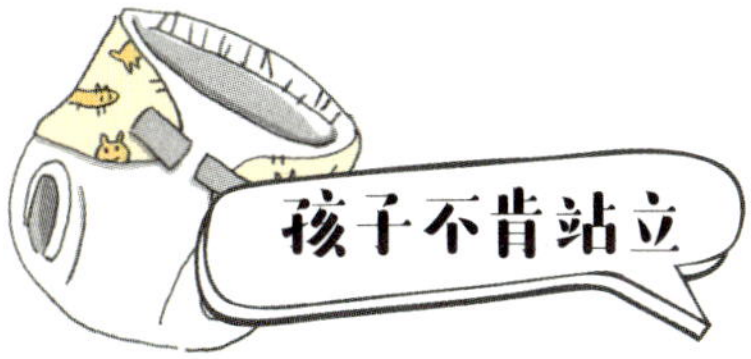

孩子不肯站立

你家小孩似乎并不关心自己能不能站起来，对他来说，只要能坐着玩塑料小青蛙，他就很满足了。如果需要挪到别的地方，他会从一个房间爬到另一个房间，一点儿也不好奇站起来看到的走廊是什么样子。当然，如果你把小孩按在矮茶几旁，他的确会站起来。但如果失去支撑物，他就又会坐下来。如果你试图像逗小狗那样，把他的青蛙玩具举过头顶，只会让他越发对站立不感兴趣，而且很可能会号啕大哭。

朋友家的小孩已经会站了，甚至还能走上那么几步，虽然摇摇晃晃的，但那也像是一种炫耀。那么，你的宝宝是哪里出问题了吗？

各种书籍和网上的讨论都表明，你的孩子表现出了发育滞后，又或者是他极度懒惰，这其实更糟糕。如果孩子现在对学习走路不感兴趣，那么他可能永远都学不会这项本领了。这就意味着你必须找到专为学龄前儿童设计的学步车，接下来是大一点儿的小孩用的学步车，然后是成人用的代步车。或者你也可以像遛宠物那样，把孩子绑到滑板上拖着走。孩子将无法参加足球队，因为他爬得再快也比不上别人跑的速度。你已经开始考虑给他买与将来在婚礼上穿的燕尾服比较配的护膝了，这样他就能在婚礼上骄傲地爬过整条过道。

冷静下来

在某段时期内，我家布恩在大部分醒着的时间里都在努力学习保持平衡和走路，而怀亚特对站起来或挺直身子根本试都不试一下。后来有一天，布恩能够在走廊里自己走路了，怀亚特看了看我们，站了起来，然后“跑”向了布恩。从那以后，他一直都用跑的。说真的，没见过这孩子什么时候用走的。

等你儿子准备好的那一天，他肯定会站起来的，也许是明天，也许是几个月后，或者需要更久。但几乎所有学步的小孩都会在某个时间歪歪扭扭地走起路来。如果孩子由于某些身体机能障碍而无法站立，那你极有可能在更早的时候就已经注意到了。孩子很快会对走路好奇不已。而他一旦学会走路，开始到处摸索，把架子上的摆设撞倒在地时，你就会无比怀念以前那段他还不能如此行动自如的日子。

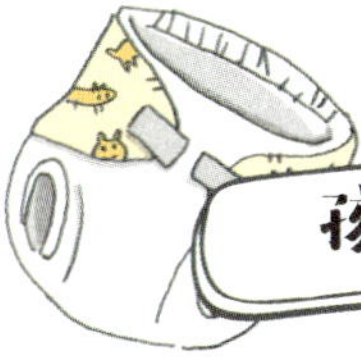

孩子撞头了

你已经做足了准备，把每个角落都铺满了泡沫或软橡胶，消灭了家里所有的突出尖角和坚硬表面，打造了一个吸引力十足的“柔软”空间。如果别人看到你家客厅和厨房及至整个家，肯定以为室内设计师已经成功说服你，让你坚信海绵家居装饰将很快成为最流行的室内设计。

所以，当你年幼的女儿借助矮茶几找到平衡并缓缓站起来时，你激动地看着这一幕。她的眼睛睁得大大的，因为从她现在的视角来看，眼前的客厅好像变了一个模样。看着女儿的嘴角流下一串口水，你能想象她的小脑袋里此刻正回荡着这样的声音：“我可以从这个高度看到我家啦！”

几周或者几个月以后，孩子开始小心翼翼地迈出第一步。她像一个喝醉的小混混那样，有条不紊而又笨拙地向前迈出了一只脚，接着又迈出另外一只脚。她慢慢地冒着险，从舒适的软地毯跨到了硬木地板上。身为家长的你欣喜地发出了尖叫，可就在这时，她脚下一绊，脑袋重重地磕到了地上。你冲过去抱起她，心里充满深深的自责，埋怨自己没有事先用气泡包装膜把她裹住。

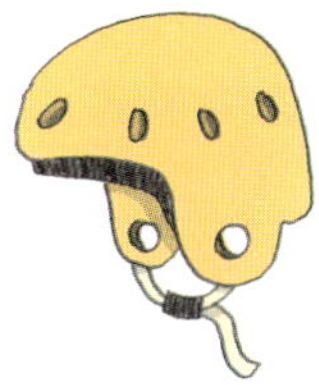

你仔细检查了她的头部，让你最担心的事情发生了——她脑袋上出现了一处瘀伤。这类脑外伤可能会引发别的问题，比如，孩子长大后学不会字母“Q”，或是钟爱24小时新闻联播。

冷静下来

每个学步的小孩都难免磕磕碰碰，所以他们才被称作“学步的小孩”，而不是“会走路的人”。哪怕瘀青变成肿块，通常也不会有什么大问题。但如果受伤的部分凹了进去，或者有一道很深的裂口，那你应该立即带小孩就医。

一般情况下，你只需要清理伤口或者进行冷敷，和处理任何其他人的头部撞伤没什么两样。你最好控制住自己的呼吸，因为在孩子完全掌握走路的技巧之前，你还会目睹无数次摔倒的场景。还有，不要太大惊小怪，同时，给家里每一处突出的桌角贴上防撞角，因为学步的小孩天生有一种倾向：哪里有露出的桌角，就被吸引到哪里去。事情就是如此，他们就像专门吸引危险的磁石，被危险包围着。

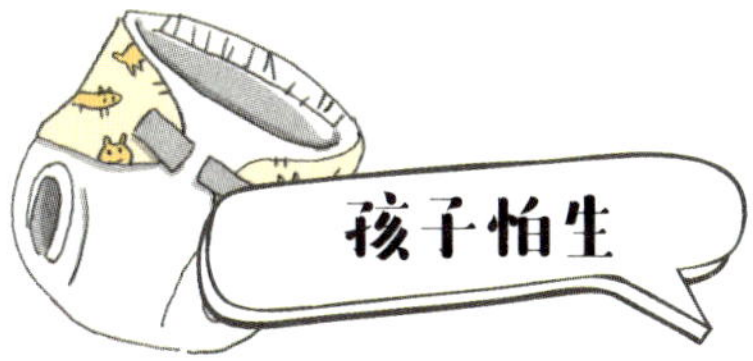

孩子怕生

作为家长，你对孩子的爱远远超过自己的想象。也正因如此，你有点不能理解为何自己有时还想要一些独立的空间。但是，你已经习惯了这种“分裂”，并让自己尽量去享受难得的清净。比如，爷爷、奶奶、外公、外婆或朋友来家里做客时，你终于可以把孩子交给他们带一阵子了。他们没完没了地玩着躲猫猫，这可能会让你觉得自己被困在了但丁一部不太出名的作品——《地狱》里，但他们却和孩子玩得饶有趣味。你欣慰地看着这其乐融融的场面。在半个小时的时间里，大人、小孩玩得不亦乐乎，而你悠闲地喝了1杯葡萄酒，或者已经喝了12杯了。

可是你的小孩用行动或者话语明确抗议，不让其他人抱。你有一个同事，由于有一群表弟、表妹，因此在和小孩沟通方面是个专家。可即便是她，也无法得到你儿子的青睐。一看到陌生的面孔，你儿子就会躲到你身后，拉着你的衣服，或是把腿紧紧缠在你身上，那架势都快能赢得巴西柔道比赛冠军了。

你的孩子想要像连体婴一样时时刻刻都黏着你（我们都在探索频道看过很多纪录片，知道连体婴在聚会和其他社交场合中存在相当大的社交障碍，你只要想想他们定制礼服的巨额账单就会明白）。你坚持认为，给别人抱一下没什么，可孩子不这么想。他跟你发牢骚，大哭大闹，局面像一团乱麻，于是你开始精神恍惚，悄然滑入了精神失常的深渊。

冷静下来

几乎所有的孩子都会经历黏着父母的阶段。如果这种情况让你困扰，请试想一下10年以后的情景：到那时，你儿子一想到要和你同住一个屋檐下，就会忍不住翻白眼，更别提和你睡同一张床了。真到了那一天，你不知道会有多希望孩子黏着你呢。

尽管如此，在孩子学步的年龄，父母还是要鼓励孩子接受别人的拥抱，让别人和他一起玩耍，这很重要。所以，试着和其他人坐到一起，并请他们和孩子互动。坚持这么做，直到孩子可以平静地接受你把他交到别人的手里。然后，你就可以平心静气地去厨房拿葡萄酒了。

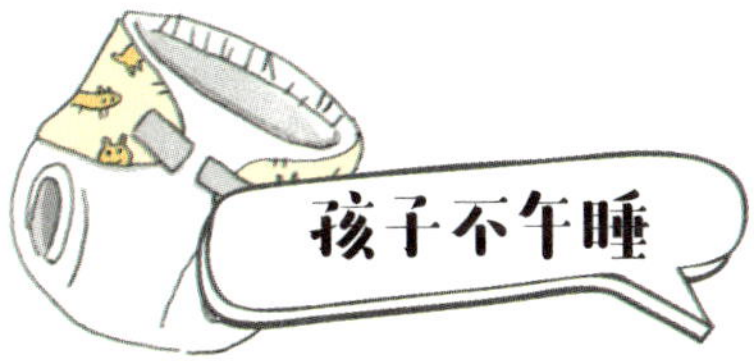

孩子不午睡

她有时不像你的女儿，倒像是一个长着小胳膊、小腿儿的小麻烦。只要醒着，她就会到处走动、玩耍、跳跃、尖叫，并试图爬上衣柜，把家里搞得乌烟瘴气。孩子精力充沛，似乎永远不会累，她完全不想午睡就充分证明了这一点。与她截然不同的是，你似乎可以随时随地倒头就睡，甚至是在做结肠镜检查的时候。

风和日丽的时候，她在午睡时间翻来覆去，焦躁不安，折腾了一个小时，你最终也放弃了午睡。天气恶劣的时候，她哭个不停，好像受到了莫大的折磨，或者是上演一场可以同昂格兰兄弟和弗兰克•莫里斯逃出恶魔岛监狱[16]相媲美的房间出逃术。

你每次把她放到床上睡午觉时，都会盯着婴儿监视器，希望此刻的平静祥和能延续下去，直到她进入甜蜜的梦乡。唉，可这片刻的宁静总会被“砰”的一声或是低声细语打破。于是，你知道她很快就会出现在厨房，好像她已经完

16 译者注：恶魔岛监狱声称在 29 年里从没有人能生还逃脱。但是在 1962 年 6 月 11 日，弗兰克•莫里斯、西多夫和约翰•昂格兰成功完成了一次有史以来最为复杂的越狱。三人爬上一个烟囱的通风管后到达屋顶，然后爬下屋顶划橡皮筏逃走。

成了“午睡”这个游戏。

让你更为沮丧的是，她在午睡期间好像精力更旺盛。晌午时分，当全世界的小孩都躺在床上酣然入眠时，唯独你的女儿躁狂不安，情绪激昂，一分钟都无法安静下来。她让你想起了大学时的朋友。这位朋友认为，为了准备第二天的考试，最好的办法莫过于“开夜车”，如果能够喝点小酒那就更好了。

或许你的女儿并不需要午睡，或许这是她的超能力。是的，你生下来的可是进化了的人类新一代，她不需要午睡，并且痴迷于《芝麻街》中爱发牢骚的奥斯卡[17]。

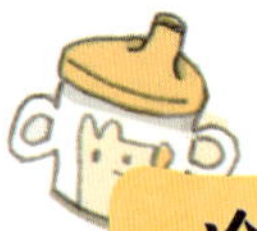

冷静下来

小孩从两岁开始可能就不再午睡了。即便他们还没到这个年纪，但在孩子的世界里，每天都在变得越发有趣，她自然不想错过任何一件事。但是，正如你教她说出第一个字或者教她如何吃饭那样，你必须教孩子养成午睡的习惯。

17　译者注：《芝麻街》是美国公共广播协会（PBS）制作播出的儿童教育电视节目。这个节目综合运用了木偶、动画和真人表演等各种表现手法向儿童教授基础阅读、算术、颜色的名称、字母和数字等基本知识，有时还教一些基本的生活常识。节目的主要人物之一奥斯卡有点古灵精怪，是芝麻街上一个脾气较坏的居民，喜欢藏入一个可以容纳几头大象的垃圾桶里孤独地生活，但为人善良。他经常和他人持有对立的想法，以态度消极著称。

如果她哭了，你可以走到她跟前，但不要抱她，而是把手放在她的胸膛上，跟她说你就在隔壁的房间。然后，你再次离开。如果她“越狱”了，把她弄回去就好，不需要大做文章。

孩子最终会明白，在每天的这个时间点，她都必须待在床上，这样她很快就能入睡。此外，如果你给孩子喂食了奈奎尔[18]，那么她将会睡上整整一个星期。

18 译者注：奈奎尔是一种处方感冒药。

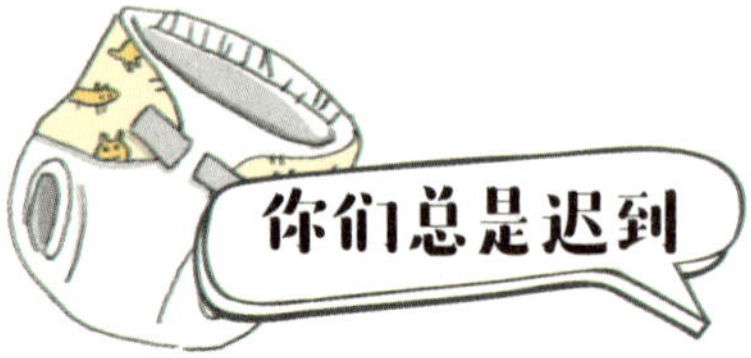

你们总是迟到

自从孩子长到学步的年纪后，你似乎做什么都会迟到，守时变得如此艰难。如果你跟朋友们约定周一上午10点在某个地方见面，他们会自动认为约定的时间是10:30，这还是在一切顺利的情况之下。要是中途出了一丁点儿麻烦，那你们见面的时间可能就是周四了。为了弥补，你学会了如何以最快的速度上下班。和你的速度相比，马力全开的高速赛车也慢得像一辆费雪牌三轮脚踏车。

你像打了鸡血一样争分夺秒。对于起床、就寝、就餐以及任何明确规定了起始时间的活动，你都不断地与时间赛跑。即使你儿子没有添乱，但那些杂事耗费的时间不可避免地超出了你的计划，原因可能是以下一种或几种：

- 他拒绝吃饭。
- 他希望你喂饭。
- 他和你争论为什么现在应该看《爱探险的朵拉》。
- 他乱跑乱叫。
- 他因为衣服不合心意而闹别扭，即使衣服是他自己挑选的。
- 他接着乱跑乱叫。

- 他四处寻找前一天晚上不知被扔到房间哪个角落的某件玩具。
- 他和你讨论长颈鹿是否会跳舞。
- 他乱跑乱叫得更厉害。

冷静下来

我知道你在想什么，但是把时间表上的起始时间提前并不会起作用，因为这只会给你的孩子更多的时间来胡搅蛮缠。学步时期的小孩有太多的事情想要尝试，根本无法遵守你随机拟定的时间表。光是让他坐到车里就会花去10分钟，当然，要是你已经分配了10分钟用于这项活动，那么实际上将会花去20分钟。

虽然这让人挺窝火的，但是有一个特别简单而又行之有效的解决方案：对于迟到，泰然处之就好。每晚睡觉时，你都知道第二天早上又将是鸡飞狗跳：你会大声地发号施令，一遍遍命令你儿子照你说的做，紧接着你一阵猛冲，祈祷自己上班不要迟到。心态调整好之后，你会睡得更好，也会更享受早晨的时光。有时，你甚至有兴致和孩子多聊几分钟，讨论一下长颈鹿是否会跳舞。

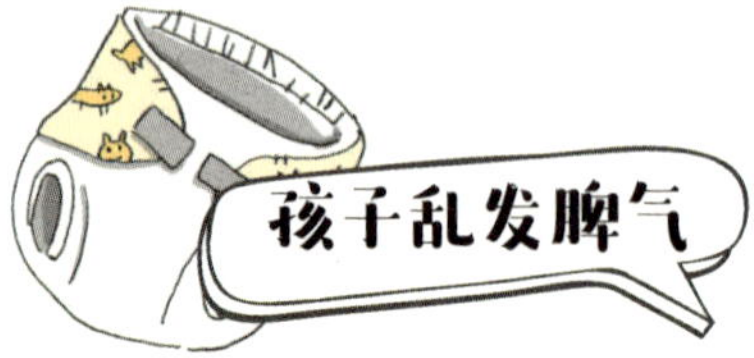

孩子乱发脾气

当你儿子还小的时候，他哭的原因有很多种：饥饿、疲惫或是摔倒，但是，你总能圆满地解决问题。现在，他开始蹒跚学步。你却发现，自己一天当中总会做那么几件事情惹得他不开心，而他也毫不掩饰，不依不饶地表达着对你的不满。

一旦迈出了人生的第一步，他就会迫不及待想要站起来巡游，然后和尤塞恩•博尔特[19]赛跑。你要是试图给他换尿片，他会疯了似的一点也不配合，让你觉得他在模仿加里•布塞[20]的表演。

几乎每次换尿片时，他都会蹬腿抗议。不管上一秒他玩得多开心，只要一让他躺下来换尿片，你就必须准备好迎接一场疯狂的阿卡贝拉[21]死亡金属表演。

除了清理换尿片台，还有一大堆衣物等着你来洗。但你儿子才不管你有多疲惫，他似乎只关心自己还能毫无理由地尖叫多大声音、多长时间。

19 译者注：尤塞恩•博尔特（Usain Bolt），1986年8月21日生于牙买加特里洛尼，奥运会冠军，男子100米、200米世界纪录保持者。

20 译者注：加里•布塞（Gary Busey），演员，1944年6月29日生于美国得克萨斯州戈泽克里克。

21 译者注：阿卡贝拉（A Cappella）是一种不依赖乐器的人声音乐。

为了应付这种局面，你想出了一种方法。你的逻辑是：至少到目前为止，你比一个学步的小孩要高壮得多。你把他强按在尿片上，直到他的小脚丫不再乱扑腾。如果不想这么做，你也可以用一些很荒谬的东西来分散他的注意力，比如讲谢尔•希尔弗斯坦[22]写的故事，或参议院听证会的一段文本稿。你也在想，当你向朋友吹嘘自己在和孩子斗智斗勇中胜出或者自己人为改造了换尿片台时，他们会不会皱起眉头。

冷静下来

孩子特别兴奋时，你要学会雷厉风行，迅速换尿片（或者完成任何其他任务）。他可能会叫得更大声，身体乱动个不停，所以请注意躲开那两只挥舞的小手臂。然后，根据专家的建议，你得先让孩子安静下来，再试图做别的事情。在他的情绪彻底失去控制时，他是什么话都听不进去的。等他平静下来了，你可以试着问问他为什么不开心。记住，一定要问问他为什么“抓狂”。

另一种更有效的方法是，在孩子表现不错的时候对他态度好一些。这会让他明白，除了像切尔诺贝利核电站爆炸似的大闹一场，他其实有更好的方法

22　译者注：谢尔•希尔弗斯坦（Sheldon Alan Silverstein），诗人、插画家、剧作家、作曲家、乡村歌手。作为 20 世纪最伟大的绘本作家之一，他的绘本作品被翻译成 30 多种语言，全球销量超过 1.8 亿册。

来表达自己“抓狂”的情绪。这比我以前的做法好得多。我当时强迫孩子们一遍遍观看《蓝色斑点狗》里的《蓝色斑点狗很“抓狂”》那一集，告诉他们“别当那样的讨厌鬼”。

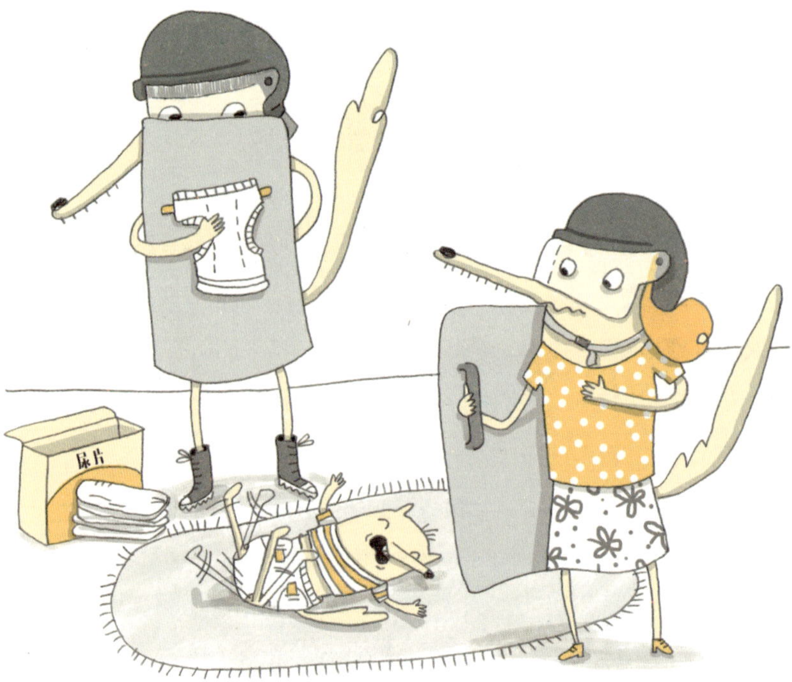

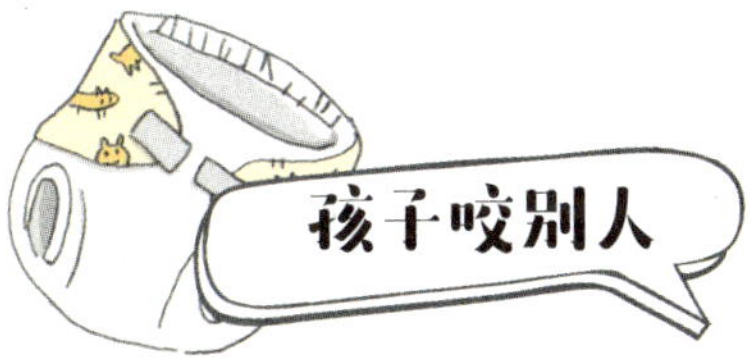

孩子咬别人

你的女儿长本事了，都学会咬别人了。不仅如此，你甚至亲眼看到她向前探着身子，张着嘴巴，试图把她朋友的手放到自己嘴里大咬一口。看起来，她活脱脱像一个小僵尸。

你认识的每一个学步期小孩儿的家长几乎都说过，小孩儿们在玩伴聚会上或是托儿所里上演的打架场面相当浩大。相比之下，世界职业摔跤比赛也不过像是一场枕头大战。这点你倒是可以接受，但你希望女儿在打架时能遵守规则。对你来说，打架时咬人无异于作弊……除非马上就要输了，那时所有规矩都不算数了，她可以想咬谁就咬谁，想咬哪里就咬哪里。

好吧，你女儿在这个年纪也许不可能像拳王阿里那样出拳精准、风采卓然，但是你也不能教育她打架要讲公平。你要是这么做，她会认为你是在鼓励她打架。你也不能禁足一个只有二十个月大的孩子。如果你试图这么做，她很可能会咬你一口。

正当你天马行空地思考如何应对孩子的“食人”倾向时，她又趁机咬了其他小朋友的胳膊。游戏室里顿时炸开了锅，恐慌蔓延开来，大人、小孩一哄而散。在回家路上经过一家宠物店时，你走了进去，想看看这里是否有卖适合你女儿用的“嚼子”，或者长得像小朋友的咀嚼玩具。

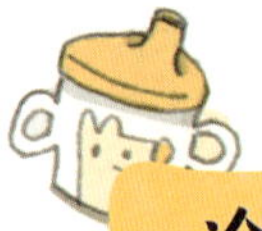

冷静下来

如果你家的学步期孩子咬人，你应该告诉她这么做是不对的，给她讲明原因，但是不要大张旗鼓，因为如果她把这件事和别人给予她的关注挂钩（不论是正面的关注还是负面的关注），她可能会继续这么做，就好比我经常跟别人讲我以前是如何用妈妈的座驾表演两轮悬空特技的，只因为我的两个高中朋友说那很酷。

让她看看自己的行为给别的小朋友带来了什么感受，问她是不是希望这种事情发生在自己身上，让她想想如何让小朋友破涕为笑，这会帮助小孩培养同理心。如果这些方法都不奏效，你最好把小孩暂时带离当时的场面，然后跟她严肃地谈一谈。如果你必须这么做，就带小孩离开玩伴聚会（或者公园，总之是你们当时所处的地方）。你可能会觉得这么做有点尴尬，但只有这样，孩子才会明白事情的严重性。当然，我并不建议你反咬孩子一口作为回应，虽说咬上去的口感可能还不错。

孩子发烧了

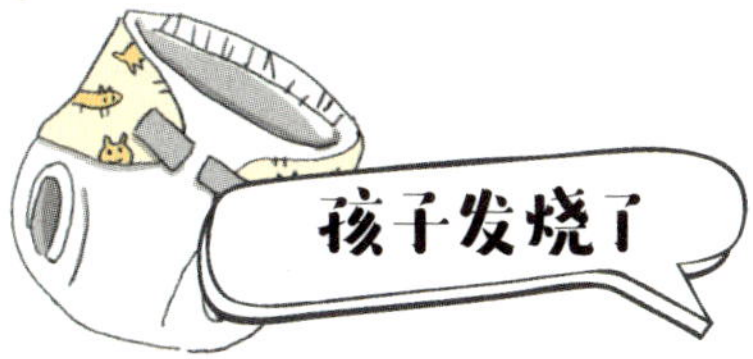

自从去了托儿所，你儿子就一直在流鼻涕。你已经打电话让亲戚去买舒洁公司的股票了，因为托你的福，这家公司的纸巾销售额高歌猛进、一路上扬。然而有一天，你发现你儿子看起来无精打采，于是给他量了量体温，结果他的体温已经超过37.7℃了。虽然你很乐意看到钱包越来越鼓，但体温计上的数字越来越高却并非你想要的结果。

你回想起儿时看到的关于在酷暑天把宠物留在车里的广告。“你以为车里只是热到能煎个蛋而已吗？”广告里说道，“不，车里热到能煎熟小狗的脑袋”。你开始慌了，想知道平底锅要达到多高的温度才能把蛋煎熟。你觉得应该是37.7℃。

随后你儿子开始呕吐。虽说你大学毕业时，好多个晚上都在卫生间狂吐，但你不希望你儿子有同样的经历。而更糟糕的是，他呕吐并不是因为喝多了酒。

冷静下来

如果你的孩子发烧了，打电话给儿科医生，她会告诉你体温达到多少度时必须立刻带孩子就医。她还可能教你如何给孩子降温。的确，体温过高对孩子不好，但在大部分情况下，孩子是没有危险的，除非他的体温太高了。至于这个临界值到底是多少度，不同的医生看法各异。

你可以请教儿科医生具体应该做些什么。如果小孩有呕吐的症状，原因可能有很多种：食物中毒、胃里有虫子、感冒。不管是以上哪种情况，孩子都会好起来的。不过，医生的检查能够排除其他病因（比如说，如果孩子最近头部受过损伤并且伴随呕吐，那就比较危险了）。还有，我要郑重声明一点：把鸡蛋煎熟至少需要66℃的高温，而你的孩子恐怕只有着火了才能达到如此高的体温。

学龄前儿童篇

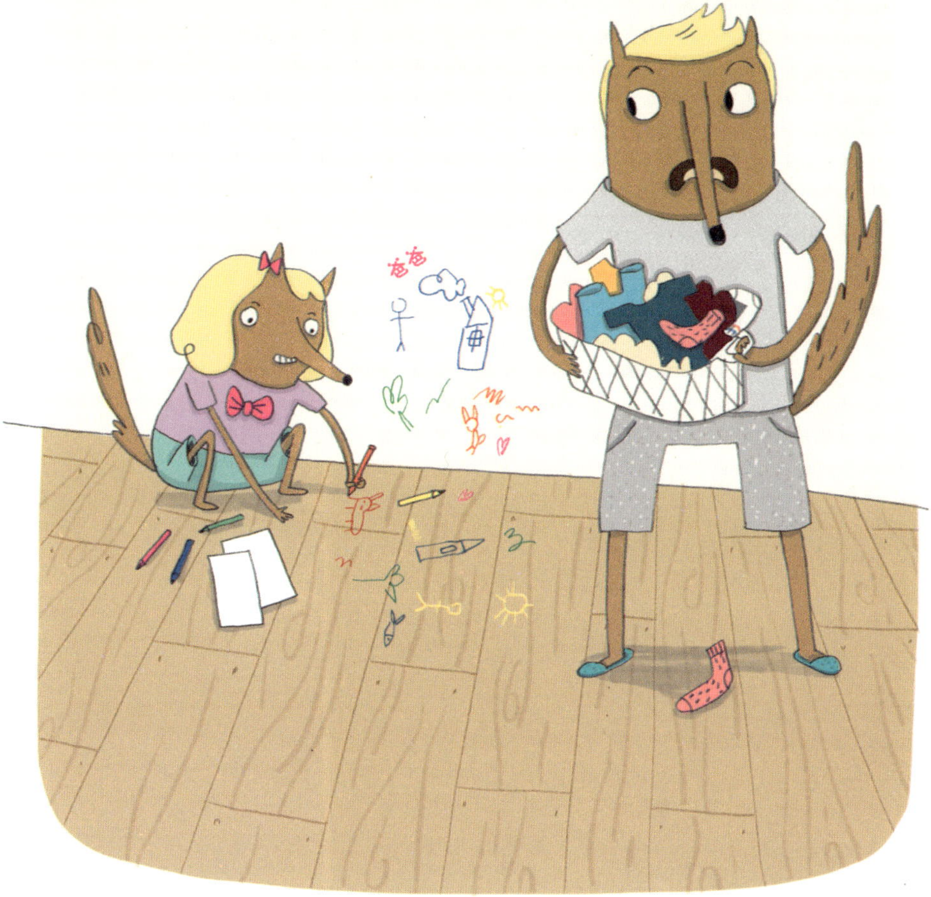

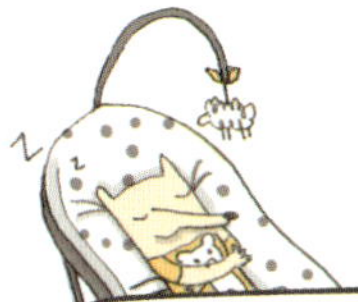

你不放心让别人带孩子

有孩子之前，你的传统跨年活动通常是无所事事地坐在家里，一边喝葡萄酒，一边抱怨没人邀请你参加聚会。自从有了孩子，每逢新年前夜，你会闲坐在家，喝着葡萄酒，抱怨自己无法脱身参加聚会，尽管事实上也并没有人邀请你参加任何聚会。

有些讽刺意味的是，上次参加聚会时，那个戴着花哨墨镜的客人讲话无聊至极，而你却不得不装作感兴趣的样子。他大肆吹嘘自己的光辉事迹，说自己写过一个历史小说剧本，讲的是作家赫尔曼•梅尔维尔[23]对抗一个名叫“白鲸”[24]的犯罪头目的故事。现在你感觉自己无法离开家里半步，所以除了那些无聊透顶的对话之外，任何类型的社交活动都令你无比向往。

卧室的墙上布满了轮廓分明的痕迹和线条，它们无声地诉说着你在这座“监狱”里度日如年的生活。而那名小小的看守长再次下达了让你泄气的任

23 译者注：赫尔曼•梅尔维尔（1819—1891），19世纪美国伟大的小说家、散文家和诗人之一，被誉为美国的“莎士比亚”。

24 译者注：《白鲸》是赫尔曼•梅尔维尔于1851年发表的一篇海洋题材的小说。

务：给她清理便盆。

你渴望自由，哪怕只有一个晚上也好，可你却不得不待在家里照顾女儿，因为其他人都无法像你这样无微不至地照顾她。这就是你的命运——在孩子上大学之前，她注定是你的牵绊。

冷静下来

各位父母，虽然不想让你们扫兴，可我不得不说，你们多虑了。说真的，她只是个孩子，不是核武器。你可以习惯性地被孩子困住，觉得自己“无法”出门做其他事情，但不管怎样，总有一天你得让其他人来照顾你的孩子。所以你不妨现在就开始试试，从小事做起。比如，在你出去办事的时候，请保姆或者亲戚来照看孩子几个小时。最终，你会适应把孩子交给别人照看一整晚。这样，你就有时间好好地享受一顿大餐，一边品酒，一边抱怨没有人邀请你参加聚会了。

噢，对了，如果你的孩子在离家不远的地方上大学，那么你仍然可以每隔几周见她一次，帮她洗洗脏衣服。所以，千万别忘了这一点。

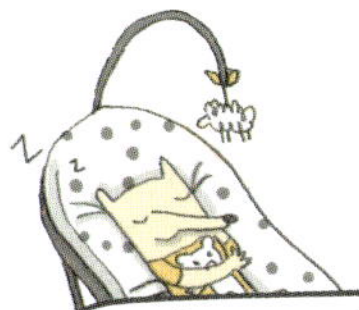

孩子不愿尝试新的食物

营养师建议用食物金字塔制定饮食模式，“金字塔”里应包括蔬菜、水果、肉类、谷物和奶制品等。于是，你准备了丰富的食物来帮助孩子摄入各种营养成分。你将亲手烹饪的主菜和配菜精心摆盘，呈现在孩子面前。此情此景如果让你母亲看到，她一定会对你刮目相看，绝不再认为你只会做花生酱和果冻三明治。

但你的学龄前孩子也有自己的一套食物金字塔，并且这个金字塔主要由奶酪焗意面构成。他拒绝把任何不含切达奶酪[25]粉末的食物吃进嘴里。你认为孩子需要摄入不同种类的食物，觉得他如果准备参加三项全能运动的话，只摄入淀粉类食物或许管用，但如果是在学校里玩“一、二、三，木头人”游戏的话，那就不好使了。不管怎么说，你费了很大的力气才让他同意尝试新食物，哪怕只吃一口。你用渴望的眼神望向他，看着他把一根芦笋送到嘴边，咬了小得不能再小的一口。然后，他宣布自己讨厌吃芦笋。

25　译者注：切达奶酪（Cheddar），质地较软，颜色从白色到浅黄不等，味道也因为储藏时间长短而不同。切达奶酪很容易溶化，所以也可以作为调料使用。

每次让孩子吃一种新的食物，他就会上演一遍你一眼就能看穿的把戏。所以，你决定在做饭前征求孩子的意见，问问他想要吃什么。孩子提议吃奶酪堡，于是你兴奋地尖叫了起来——不是因为奶酪堡是健康食品，而是因为孩子总算愿意吃点别的东西了。你用新鲜的碎牛肉和溶化得刚刚好的奶酪做出了最丰盛的夹层，精心摆放在孩子的餐盘上。你把盘子放到孩子面前，只见他咬了一口，脸上露出了夸张的表情，而这正是代表东西不好吃的标准表情。

你投降了。你哭丧着脸，给孩子重新做了一碗奶酪焗意面，自己把一整盘奶酪堡夹层吃下了肚。

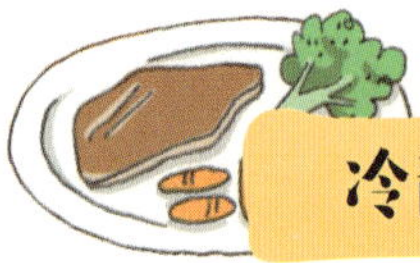

冷静下来

你是否曾经试过连续几天中午都吃同一种食物？在最后一天时，无论是你的身体还是思想，都会叫嚣着想尝试点儿新的东西。嗯，正如你的身体会告诉你它需要什么，孩子的身体最终也会渴望摄入不同的食物。他现在只是有点儿过于钻牛角尖而已（而且说句公道话，奶酪焗意面的确很好吃，不仅有意面，还有奶酪）。

继续给孩子烹制新的菜品，而且要是你胆子够大，那就让孩子自己去选择，让他从一系列健康的菜品中选出自己爱吃的食物，并且决定在哪里吃饭。虽然营养师不赞成这种讨好孩子的做法，但你还是可以在他吃了一份别的食物后，奖赏一道他最爱吃的菜。但是你要把菜做得简单一点，如一道简单的鸡胸肉。至于洛克菲勒焗牡蛎，还是留到日后再吃吧。

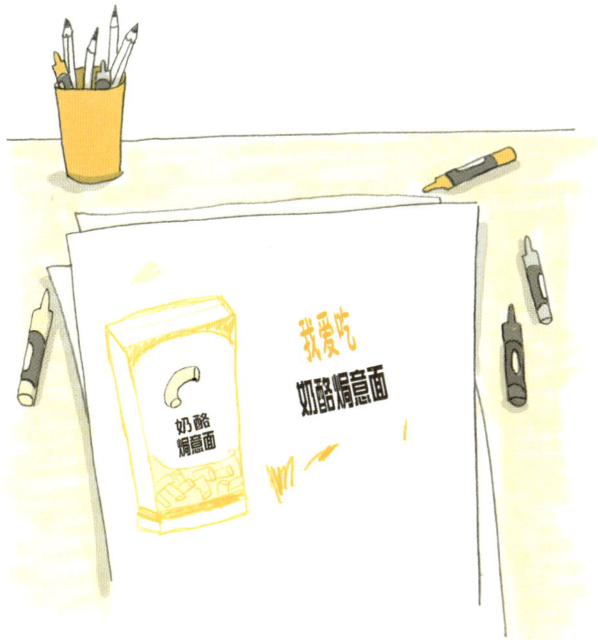

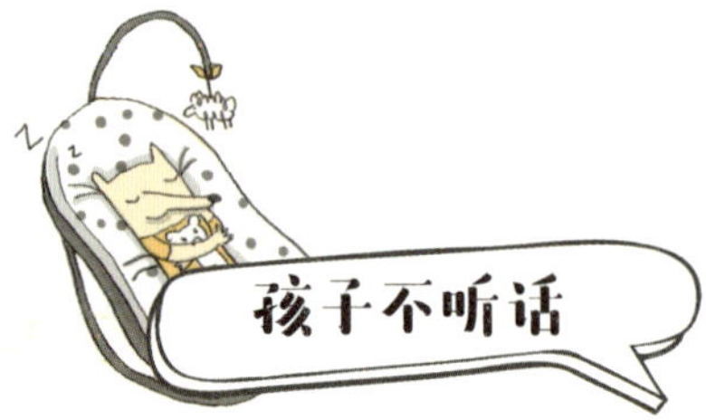

孩子不听话

孩子在学步期时，一听到你的声音就会笑。为了让你开心，她很乐意帮你做一些简单的家务，并且服从家里的规矩。但现在她已经到了快要上学的年纪，行为开始变得粗鲁并具有破坏性。要不是担心她像沉迷炸鸡块的大怪兽卡美拉[26]似的给这座城市造成严重破坏，你早就把她踢出家门了。

你让她不要动装蓝漆的瓶子，她却拿着那只小瓶子晃来晃去，还一边晃一边示威般地看着你，于是，钴蓝色的颜料很快便流得餐桌上到处都是。你已经说了三次“不可以”吃曲奇饼干，她却又可怜巴巴地来问你要。现在，只有你让她称心如意时，她才会冲你笑。你还想着让她遵守家规？得了吧，想都别想。她根本不在乎你是否开心，除非某件合她心意的事情刚好也能让你开心。说真的，她以为她是谁呢？国会吗？

你琢磨了一下，像你女儿这么大的孩子是不是已经有了厚厚的耳垢，厚到足以有效地阻止你的唠叨进入她的耳朵。儿科医生说你女儿的听力测试没有

26　译者注：卡美拉，原名“ガメラ”，英文名称为“Gamera”，是与哥斯拉齐名的日本电影怪兽。它有着乌龟的外形，还可以靠喷射气流来飞行，主要攻击方式是喷射火焰。

问题，但你觉得肯定是医生搞错了。孩子的听力一定有问题，因为你那可爱的女儿绝不可能故意忽视你说的话。

而且，如果她现在不听你的话，那么她以后也不会听从任何其他权威人士的话，如老师、经理和咖啡店的咖啡师。她将永远都学不会遵守规则，尤其是遵纪守法，写有“扒手将被起诉”的指示牌将会“鼓励”她去偷窃。被逮捕过几次后，她最终会被关进监狱，和一群狱友为伍，度过漫长的囚禁生涯。当她终于出狱时，她会张开刺有监狱文身的双臂拥抱你，并且要求你叫她的新名字“蜘蛛人”。

冷静下来

所有的小孩都会经历这种轻微的叛逆期，但只有很少一部分人长大后会真的坐牢。你女儿看起来不太听话，原因主要有两个：第一，你说话时她正忙着做别的事情；第二，她在测试你的耐心底线。请注意，后一个原因并不意味着她是个小浑蛋（不完全是），那只是她学习洞察微妙的人际互动的方式。她在实践中学习，所以她需要理解你或者其他人所说的话到底有多重要。办法也不是没有，比如你可以让她重复一遍你刚刚跟她说过的话，并且适当地让她尝点苦头。或者干脆见机行事：如果事情不严重或者你胜算不大的话，就不要和她计较；如果事情比较严重或者你胜算比较大，就好好教育她一番。

记住，你跟她不是分开在两个国家，扯着嗓子大喊是无济于事的。

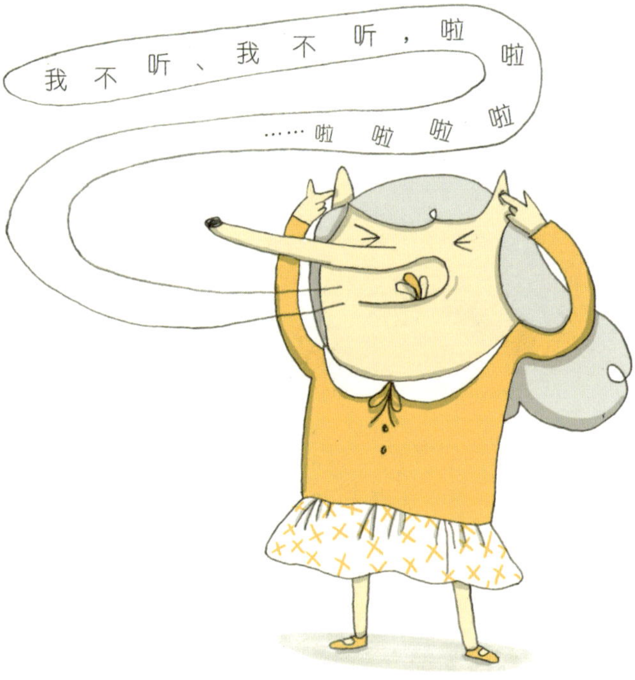

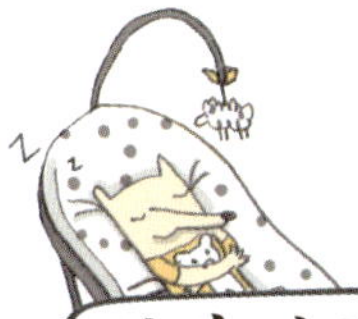

你家孩子打了别人家孩子

所有的父母都不会放过任何蛛丝马迹，希望能预测自己家孩子长大以后会成为什么样的人。你的孩子喜欢用乐高积木搭建筑，所以他长大以后会成为一名建筑师；你的孩子喜欢画画，所以他长大以后会成为一名艺术家。如果用这种标准衡量的话，你倒是可以确定，你家孩子长大以后会成为“终极格斗大赛”的冠军，因为他对别的小朋友又是踢打又是推搡，还把人家给抓伤了。你甚至曾经看到他以泰拳风格用肘部完美地撞击了学前班的那名新同学。

你已经跟他解释过不能打人的原因，解释过伤害别人是不友善的，甚至尝试过各式各样的惩罚手段。然而，你的儿子还是在同班同学和小伙伴的身上留下了小伤痕。每次带他参加完小朋友的生日聚会，你都要和他进行喋喋不休的严厉谈话，告诫他对人要友善，不能伤害别人。每次去游乐场，你总免不了因为儿子的行为尴尬地向陌生人道歉。你有时候会反思是否不应该再参加类似的生日聚会；是否对你儿子而言，在家里上学，不是一种选择，而已成为一种必要；或者是否应该搬到一个偏远的山洞里，这样你那野性十足的孩子就能对着毫无戒备的鹿和土拨鼠自由地施展一招泰山压顶了。

不知为什么，最糟糕的情况还是发生了：你家孩子打了别人家孩子。

你即将体会到当一个坏蛋的妈妈是什么感觉，因为你的孩子正以张牙舞爪的方式行进在人生的道路上。等他长成少年时，你会在接受晚间新闻记者的采访时说：“他小时候是个贴心的小家伙呢。”虽然你还不确定他到底又做了什么坏事。

冷静下来

在这个年纪，推搡、抓、打的行为通常不是因为愤怒（本书后面会提及），而是由于语言的匮乏所引起的沮丧。毕竟，没有一个孩子一出生或者刚去了几天托教中心就能够掌握足够的词汇。孩子会因为无法沟通而变得沮丧，并且通过肢体语言表达出来。你是否见过有些父母没完没了地要求孩子“好好说

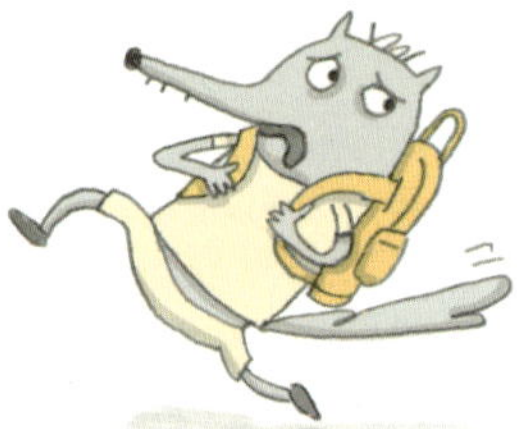

话”？这就是原因所在。

从根本上说，你只需要好好陪着孩子增加词汇量就行了。从简单的词语做起——如“高兴”和“伤心”，不要一上来就是“忧虑”或“倦怠”这种复杂的词汇。你可以帮助孩子找到恰当的字眼把情绪表达出来，还要指出伤害别人是不对的，但是不要试图同时上这两堂课。只有在很多年以后，你的孩子才能学会同时处理多项任务。或者，就我的亲身经历来说，即使在孩子长大以后，这项技能依然像武士格斗般难以轻易掌握。最终，你的孩子会积累足量的词汇，可以有效地与人沟通，到时候这种冲突性的肢体语言也将不复存在。在此期间，记得随身备几颗糖果来收买被你儿子欺负的小孩，让他们别向自己的父母告状。

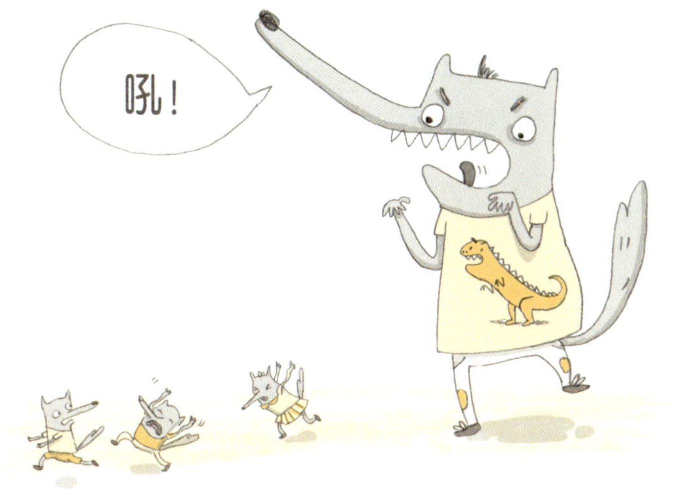

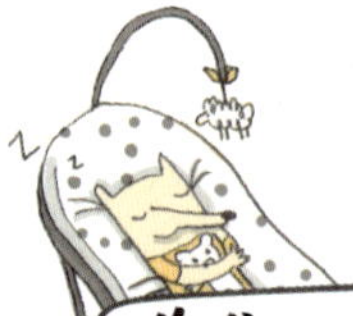

你们一家经常生病

你家迎来一个新生命的同时，也迎来了一大波细菌，因为你女儿不仅自己来了，还带来了一大堆有传染性的随从。现在你女儿开始上学前班了，她总是很频繁地感冒。事实上，“频繁”这个词并不能准确地描述孩子把各种疾病带回家的频率，“每天”倒可能更准确一些，而且，不只是感冒而已。噢，天呐，远远不止。

从两岁长到四岁，在这期间，你女儿的鼻涕似乎总是流个不停。她的鼻涕不是时而流、时而不流，而是接连不断地流上整整两年。唯一的变化就是流鼻涕的量和鼻涕的颜色。

不论她得了什么病，你都会被传染。还有，这些疾病和你以前患过的完全不同。不知为什么，学步期小孩患上的感冒和肠胃病对成年人的冲击更为严重。当你的孩子感冒时，她可能一整晚都咳嗽得无法睡觉。而当你感冒时，却像是得了能造成世界末日的瘟疫，你拖着鼻窦炎和沙哑的嗓音，呜咽着向别人寻求帮助。

你家的厨房以前是用来烹制美食的，而现在却贮存了大量的茶叶、果汁和汤，还有一瓶瓶维生素C。你已经忘记健康为何物。在公众场合，你们一家人估计会被圈到密闭的空间里，让你们和自己携带的疾病源做伴。你想喊、想叫，但这只会让你的嗓子更痛罢了。再说，你也没这个精力去大喊大叫。

冷静下来

我儿子给家里人传染过很多疾病，其中只有一次我没有中招。那次我之所以能够成功躲过，是因为我把自己关到卧室里，囤了够吃一个星期的意大利面罐头，还有赛尔乔•莱翁内[27]主演的全套影片的DVD。

这个年纪的孩子们聚集的地方就像是一个有盖的细菌培养皿。你的孩子会感冒很多次，还会感染其他不危及性命的小病。但不管你信不信，这诸多的疾病会帮助你女儿增强免疫力。你应该经常洗手，但当看到孩子打喷嚏了再去洗手，就有些太晚了，她说不定已经感冒了。随着孩子逐渐长大，他们或许每隔一周就会生病一次。但与此同时，你也可以教孩子怎么用开罐器。这样一来，等到你病得不轻，需要别人喂食的时候，他们就可以帮你打开意大利面罐头了。

27 — 译者注：赛尔乔•莱翁内（Sergio Leone），1929年1月3日出生于意大利罗马，编剧、导演、演员。

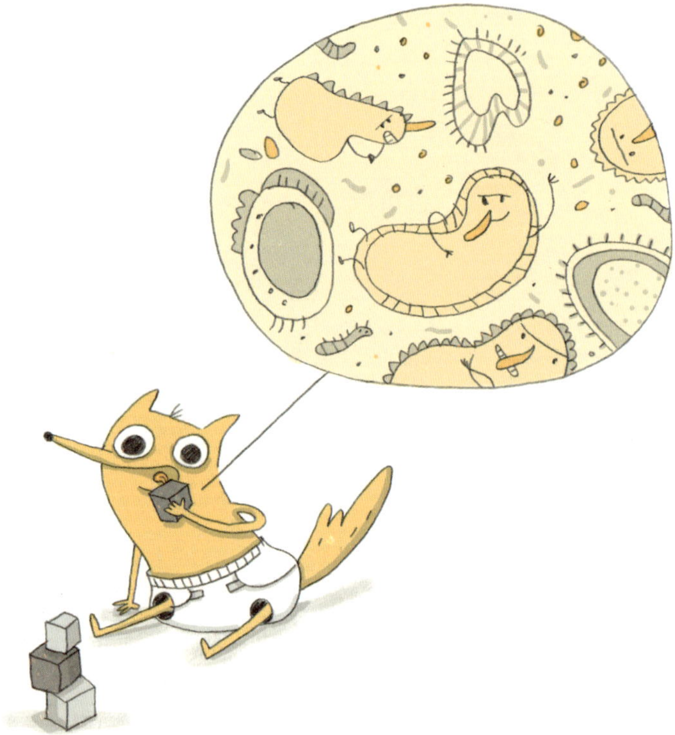

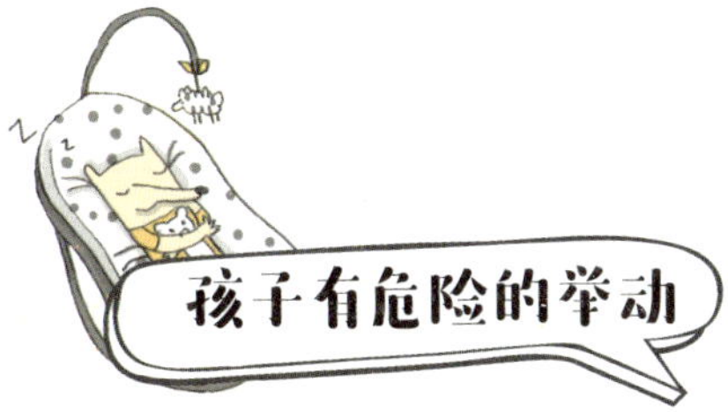

孩子有危险的举动

你正在后院的花园里浇水，想着你种的西红柿能不能结出果实。在你身后，你儿子在后院里来来回回地玩弄他的玩具卡车。你并没有注意到玩具卡车的车轮声何时戛然而止，也没有注意到他拖着玩具卡车走向院子中央的游戏区。你怎么可能注意到呢？你当时正聚精会神地设计蒜蓉烤面包食谱呢。

听到孩子的哭声时，你才转过身去，只见他正跨坐在滑梯最上端的卡车上。他哭闹不是因为害怕，而是因为他需要你帮他把那只卡住的脚拿出来，这样他才能继续坐着塑料卡车从斜坡上滑下来，一路到达他的“了不起的城镇”。

虽然你对电影业的了解有限，但有一点你可以确定，那就是没有一个剧组会雇佣一个三岁的替身演员。这已经不是他第一次勇敢地尝试壮举了：在上周，他也充分展示了自己的勇气，比如，从扶手椅跳到茶几上，爬上书架以及在过道里像骑雪特兰矮马一样骑小狗。

在完成这些尝试的过程中，他身上多了不少擦伤和剐痕，但这些都无法阻挡他不断尝试新挑战的脚步。你担心这些危险的举动会随着他长大而愈演愈烈，直到有一天，当他试图在恺撒宫旁一字排开的大巴车顶上骑巨轮车飞驰时搭进了自己的性命。

冷静下来

事实上，这些危险的动作还将继续上演，并且孩子有可能受到比撞伤或割伤更严重的伤害。这个年纪的孩子，可能已经看过会飞的超人和能举起一辆车的绿巨人。他正处在探索自身极限的时期，试图搞清楚自己到底有能力做什么，弄明白附近的小巷在哪里，以免他需要换上义务警员制服时找不到合适的地方。所以，可以放手让他去做那些并不是真正有危险的事情。如果孩子想从野餐椅跳到草地上，那就让他去跳。如果他想在走廊里冲刺跑，之后一头扎进沙发里，这也没有问题。对他而言，这些动作的刺激程度和教育意义不亚于他

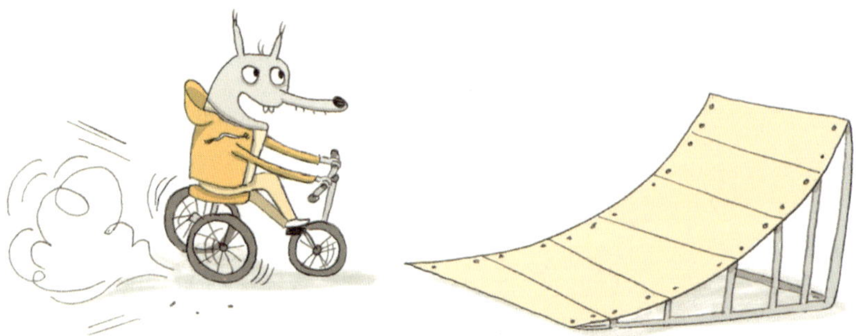

骑着玩具卡车从滑坡上滑下来。

当然，你需要照看他，甚至给他提一些有用的建议来助他一臂之力（例如，“落地时膝盖要弯曲”，或者“如果你要坐着垃圾桶滑下坡，那么你可以试试那只塑料桶”）。同时你也要理解，孩子身上总是会出现一些小伤，这是必要的一课。这些擦痕会帮助孩子明白，如果他想一次性跳过一座高楼，那么他将需要许多安全装置的保护，也许还需要配一首绝妙的背景音乐。

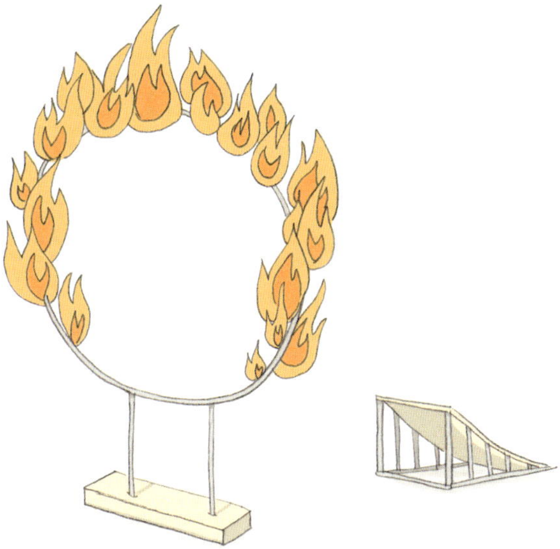

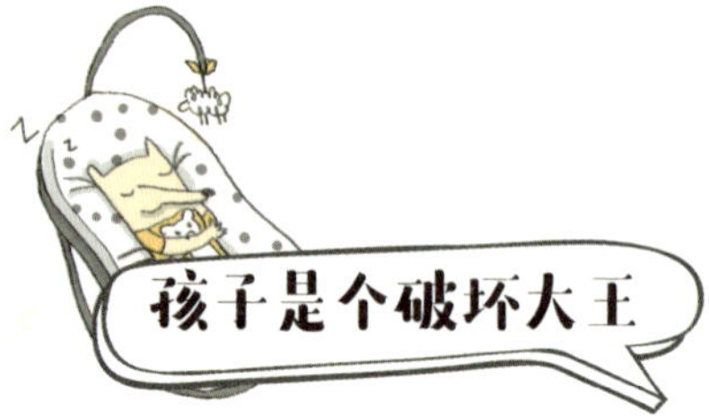

孩子是个破坏大王

你可以在家里做一些防护措施来保护你的孩子，但似乎无法使家里的一切（或任何东西）免受孩子的摧残。什么东西都没能幸免于难——窗帘、浴室龙头、你的灵魂，甚至是你那辆新买的面包车。

你特别中意那辆面包车。有了它，你就可以很方便地载着女儿、小狗或者其他任何你出门需要的东西。新车特有的那种气味像一款上等香水或一盘阿尔弗雷多面条[28]般让你沉醉。但当你们开车去北边过周末时，你的小女儿呈抛物线状吐了一奶瓶的牛奶，洒得车里到处都是。不知为何，她吐出来的牛奶似乎比喝进去的还要多。

所以，你的新车才刚刚买来三个月，你就不得不交付一大笔费用，把新车里里外外清洗个遍。虽然你花钱买的是超一流的洗车服务，但在高温天气下，当你开车去买优质清洁剂，希望它能去除你女儿留在客房墙面上的最新杰作时，她当初吐出的牛奶散发出的闷人气味，会不断地飘到你的鼻孔里。或许，你会把中午吃下的阿尔弗雷多面条吐出来。

28 译者注：阿尔费雷多面条（Fettuccine Alfredo）是一种口感非常浓郁的意大利食品，酱汁浓厚，奶油味较重。

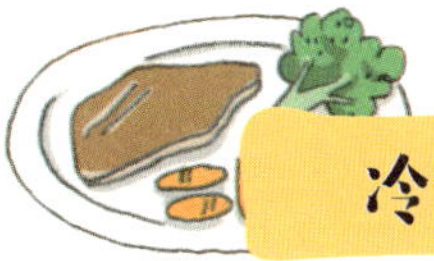

冷静下来

你卷起那块从旧货商店里淘来的1976年产的羊毛地毯，收藏好大学室友送你的限量版电影小塑像。你父母当初将古董椅子传给你，希望你有一天把它们继续传给下一代。唉，可是这种传承到你这里却戛然而止了，除非裂痕家具已经成了新时尚。

如果你把某件东西看得比孩子“更重要”，那就把它好好收起来，锁到金属盒子里，然后放在高高的柜子上。记住了，你的孩子可能打不开那只金属盒子，但她却能一把抓起盒子扔到墙上，扔向你的脑袋或是别的什么地方。

对此，你的确束手无策——孩子就是会破坏东西。这是老生常谈，你能在大把博客和休闲读本中找到印证。所以，对这种事情发脾气就像对着月亮咆哮一样无济于事。而且，如果你没有一定的前瞻性，那么一旦你的孩子把花生酱和果冻三明治弄到你新买的蓝光播放器上，你就会控制不住大发脾气，最终只能对着月亮怒吼几声作罢。

成长发育篇

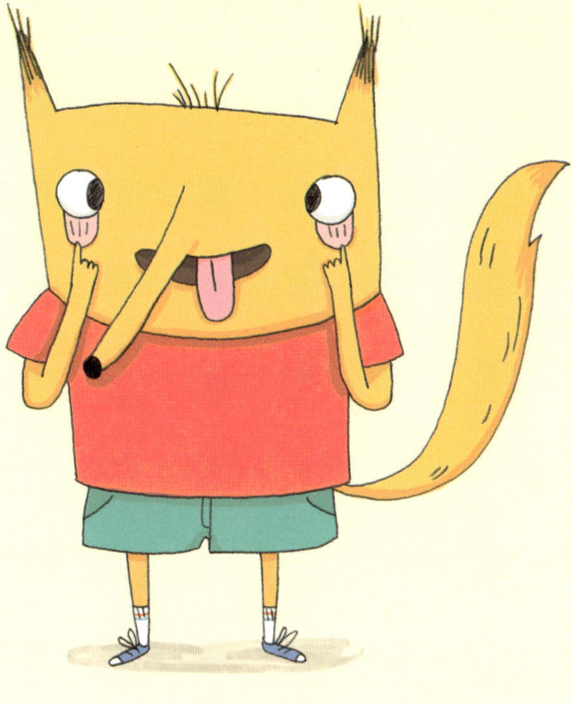

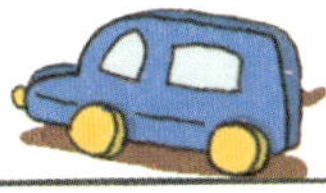

你儿子喜欢女生的玩具

你儿子的祖父母送给他一套蝙蝠洞玩具当生日礼物。这套玩具包含一架升降机、一台蝙蝠电脑以及一个可以把哥谭镇大街上所有恶棍都关起来的小拘留室。然而，它缺了一个蝙蝠侠，因为你儿子觉得奇妙仙子[29]才是哥谭镇需要的英雄。

没错，小仙女在巢穴里飞进飞出，撒着精灵尘和犯罪分子斗争。要是你儿子对小仙女的痴迷仅限于此，你可能就不担心了。

但他还想在学前班的化装节上打扮成奇妙仙子的样子，并且穿着这套行头参加下周末的家宴。你在脑子里设想他的同学们都会怎样羞辱他。你试图找到最好的方式告诉你父亲，他的孙子喜欢穿绿色的抹胸裙并戴上闪亮亮的翅膀，喜欢得不得了。

至于在你父母家的餐桌旁一边吃烤鸡胸肉一边可能发生的可怕谈话，你就别再想了。还有一个更大的问题：你儿子对奇妙仙子这么痴迷，那他是同性

29　译者注：奇妙仙子（Tinker Bell），迪士尼动画角色，天赋是修理（也可以称她为锅碗瓢盆仙子），穿绿色叶子制成的露肩款衣服，性格冒失爱玩，不甘心只做一名工匠，希望得到更强的能力。

恋吗？如果是，你这家长该怎么办？是不是得熟悉一下芭芭拉•史翠珊[30]？

你看着你儿子用奇妙仙子痛打小丑[31]，很怀疑他现在把小仙子视作英雄，以后长大了还能生活得幸福么。

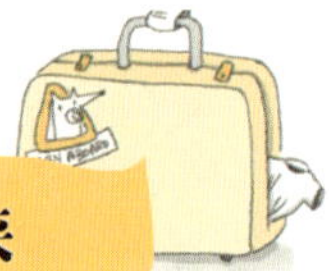

冷静下来

对你儿子来说，奇妙仙子无论是女生的偶像，还是男生的偶像，她只是那么一个角色，而且是一个挺酷的角色。她能飞，能为自己想要的东西而战，还帮彼得·潘打败霍克船长。她和蝙蝠侠一样，都是英雄，而且不需要用面具和挂满装置的腰带就能打赢。

孩子们对性别一无所知，他们只是想穿成那样。广告、杂志、电影等很快就会把一些典型的性别角色反复灌输给他们。所以，就让他们在脑子里还没有形成性别壁垒时尽情玩耍吧（就这样告诉你父亲）。

哦，还有，不管你的孩子是不是同性恋，你都应该用同样的方式教育他。所以，如果你真的担心你的孩子可能是同性恋，那么，第一，克服这种担忧；第二，如果他真的是同性恋，那么喜欢奇妙仙子并不能让他变得更像或更不像同性恋。

30 译者注：芭芭拉•史翠珊（Barbra Streisand），美国著名演员、歌手，也是美国很受欢迎的同志偶像。

31 译者注：小丑（Joker），美国DC漫画旗下的超级反派，蝙蝠侠的头号死敌。

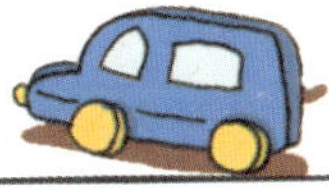

孩子拒绝与别人互动

你想让女儿在玩伴聚会上与其他小伙伴互动，但她却对你一通埋怨，然后找个角落安安静静地画画，仿佛她正在为上艺术学校做准备。你觉得很挫败，因为你见过她在其他场合表现得开朗大方，甚至跟不认识的人都能说上话。对她来说，“危险的陌生人”好像只是个打碟师的名字似的。但不知为何，你那曾经活泼开朗的孩子长成了一朵娇嫩的壁花[32]。

当然，如果你在旁边的话，她最想和你玩。她才不在乎你组织这场玩伴聚会就是为了能和其他家长进行交流，聊一些不涉及故事书里的王子靠什么为生或给她幻想中的小马取什么名字之类的话题——你给她的公马取了一个华贵的名字叫作勇士，她却给它取了一个平淡无奇的名字叫作大便宝宝。你觉得好羞耻，自己竟然在玩伴聚会上花了20分钟和她争辩该起什么名字，尤其是那匹马还根本不存在。

你鼓励她与别人交流，提醒她那些小伙伴都是她认识的，但她就是抱着

32　译者注：壁花指在社交场合因害羞而没有舞伴或不与人交谈的人。

你的大腿，躲着不肯见人。不管你怎么花言巧语地解释或是诱哄，都不能让她放松下来，和其他小朋友一起玩。

你想象在未来的生活中，她和你形影不离，你们之间变成了相互依存的关系。你思考着，如果她长大后因为太腼腆而连学校的舞会都不敢参加，那么在自己家专门为她举办一场只有家人参加的毕业舞会，会不会太诡异？

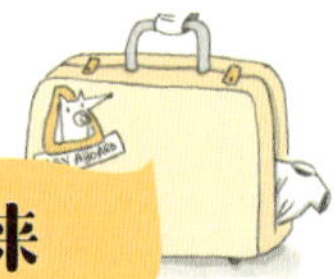

冷静下来

有的孩子很开朗，有的孩子很腼腆，还有的在开朗和腼腆之间变来变去。真见鬼，他们在午饭前就能变好几次。如果你怀疑你的孩子可能有发育障碍或泛自闭障碍，当然要把这一担忧告诉你的儿科医生，但是你得了解你的孩子。有些孩子只是还处于腼腆的阶段，这一点问题也没有。即便如此，如果你确定你的孩子正处于这一阶段，就继续带她去那些她有机会表现得开朗一些的场合。不要逼她，让她自己慢慢变得自信起来。重复是很有用的。所以，可以定期和同一群小朋友进行玩伴聚会，但每次聚会的时间短一点儿。

当然，如果你在玩伴聚会上和其他家长交流互动，她会跟你学的。所以，当她躲到一边时，不要觉得你应该陪着她。不过，所有这些都不意味着你不能在家举办毕业舞会，毕竟这主意听起来挺棒的。

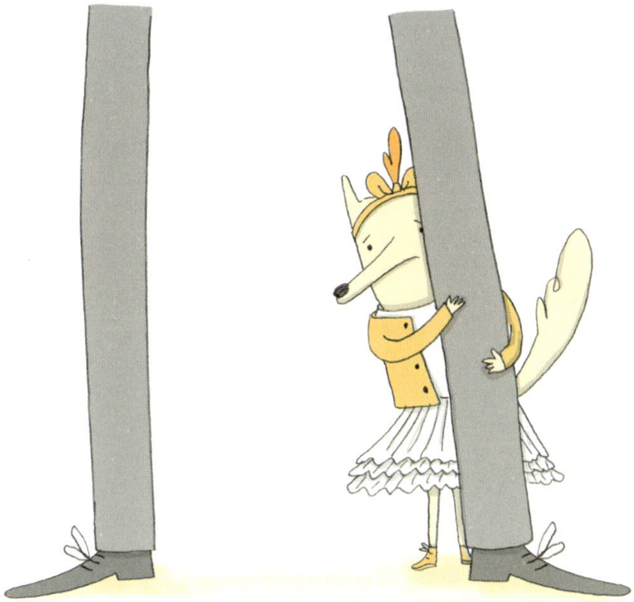

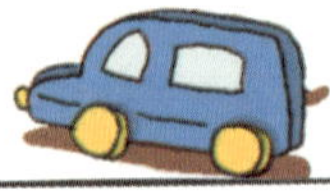

孩子还不会控制大小便

你的学龄前儿童已经会读书了，虽然他不会读《纠正》[33]，也不会读《百科全书布朗和湿滑蝾螈案》，但能磕磕巴巴地读完《前进吧，大狗！》，所以他读懂《尤利西斯》[34]也指日可待了。但尽管有这样的学术成就，他却连不应该尿裤子这一点都记不住。

为什么你的孩子智力如此超前，却在你认为最重要的发育阶段这样落后，对此你很困惑。好吧，最重要或者第二重要，你懂我的意思吧。

现在，他已经正式长成一个小孩，吃的是烘肉卷和烤豆子这种真正的食物，拉的大便也比婴儿时期……多太多了。暂且不提卫生问题，你不能用简单粗暴的方式处理此事，因为那样的话，他真的会出现问题。你知道的，是那种“怪异的问题”。你不知道那些问题究竟是什么，但你确定那些问题会导致他长大后在汽车旅馆上班，并用他独一无二的剥制动物标本装饰他的办公室。

33 — 译者注：《纠正》的作者是乔纳森·弗兰岑，美国著名小说家、随笔作家，主要作品有《偶尔做做梦》《第二十七座城市》《强震》《自由》等，被评论界誉为美国最出色的小说家之一。

34 — 译者注：《尤利西斯》是爱尔兰作家乔伊斯的作品，以晦涩难懂著称于世。

此外，你真的急需上网查一下是否有卖青少年尿片的，因为如果他不能很快摆脱这个坏毛病的话，那被尿片挤着度过青春期显然会让他非常不舒服。同时，他会闻起来像一个养鸡场，身边苍蝇环绕。

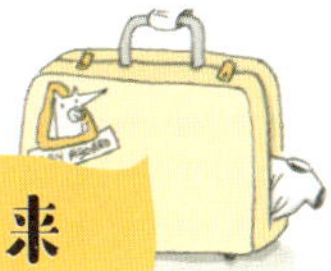

冷静下来

虽然你不应该无视孩子不会控制大小便，但对四五岁甚至六岁的孩子来说，这再常见不过了，尤其是男孩，真的很普遍。为了战胜这一难题，你应该找到一种策略，让你的孩子肯做出回应。甭管别人对你说过什么，奖励措施是很有效的，应该奖励一些贴纸之类的小东西，而不是Xbox游戏机。你也可以试着制定一个大小便时间表：不管孩子需不需要，每隔半小时或一小时带他去一趟卫生间。这能帮助他学会听从身体的需求。当你们在卫生间时，有一个来自我岳父的明智建议传授给你：“别轻易相信他只是要放一个屁！”

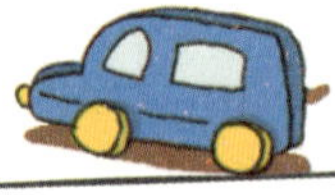

孩子讨厌高脚餐椅

当你把女儿放到高脚餐椅上时，她大声尖叫并拒绝吃任何东西。你把她和《驱魔人》里的里根对比了一下，但即便是那个被恶魔附身的小孩也比她通情达理。

她想从高脚餐椅里出来，于是你试着分散她的注意力，在她面前晃动她最喜欢的玩偶，精心制作了一个气球动物（本想做个长颈鹿，但你的作品看起来更像是子宫），你还跳了一段充满活力的舞蹈，这让你腿的内部隐隐作痛——基本确定是韧带拉伤了。

但你的小姑娘哪一套也不吃。她的反应就像是野生黑猩猩在树枝上互殴。她声音高亢，情感充沛，生生把这场戏剧表演由轻歌舞剧演成了百老汇。随着她不停地摇头，把一勺又一勺的西梅泥拍飞，你开始想她可能真的会把高脚餐椅摇翻，逗得你哈哈大笑，却摔得她哇哇大哭。

你不明白她为什么不想吃东西。在你的“最喜欢做的事”清单上，“吃东西”的优先级别可是仅次于“睡觉”且高于“再睡一觉”的。

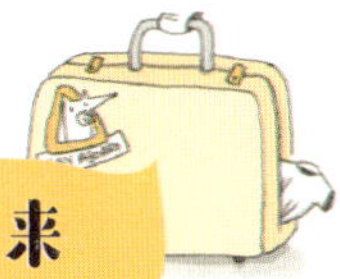

冷静下来

哇，你的小家伙要独立了耶！好可爱，可也好烦人啊。

为了平息类似的爆发，你可以试着做出一些妥协，如“现在还不能玩，但我们吃完饭就能玩了”或者“如果你能把这碗麦片吃完，我就给你表演一段哭戏”。如果你像大多数人一样不赞成“贿赂”，那就不要再喂饭了，这能让她记住高脚餐椅是在吃饭时用的。当你的孩子长大到不再需要高脚餐椅时，你会知道的。

当我的一个儿子抗议坐在高脚餐椅里时，我们把他挪到另一边，让他背朝着大家，直到他安静下来。本质上说，这是让胡闹者“冷静一下”。如果你想用更符合阿米什人[35]风格的话来说，那就是“回避一下”。这一策略是为了让我儿子认识到，胡闹并不是有效的沟通方式。至少，它能让他的嘴巴——吵闹的来源——对着别的方向。

35 译者注：阿米什人是美国和加拿大安大略省的一群基督新教再洗礼派门诺会信徒，以拒绝汽车及电力等现代设施，过着简朴的生活而闻名。

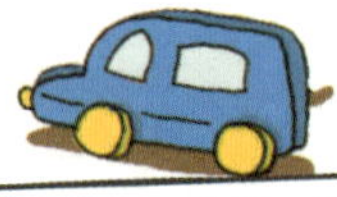

孩子不高兴时歇斯底里

情感丰富的艺术家身上总有一些近乎浪漫的东西，他们沉郁、聪敏，充满创造性，为了作一幅画或一首诗而绞尽脑汁。但是，当那个画家使用的绘画工具是绘儿乐[36]，并且他甚至还不能把颜色都涂到界内时，那些情感的爆发似乎就不太合理了。

当他还是个婴儿时，他要是创造欲发作了，你还能靠分散他的注意力来解决。但现在他长大了，你不能再简单粗暴地压制一个学龄前儿童了，尽管这方法很诱人，并且是完全可行的。现在，你的孩子就像一个古怪的雕刻家或冲动的作家一样，任性地发泄着他的恼怒。他大哭大叫，猛摔东西，会因为任意一件小事暴怒。比如，掉了一块胡萝卜，午睡时间安排得不甚如意或者没有干净的蓝杯子可用了。千万不要忘了给他录最新一集的《泡泡孔雀鱼》，否则这样的不公平待遇会让他大发脾气，闹腾的时间比一集动画片还要长。

你试着让他明白，不论是什么事情让他烦恼，都没什么大不了。然而你儿

36 — 译者注：绘儿乐（Crayola），美国 Binney&Smith 公司生产的儿童画笔。

子对负面情绪的反应之强烈，恐怕只有在后现代主义印象派画廊遭遇了开幕冷场的艺术家才能理解。

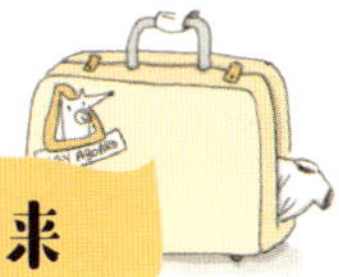

冷静下来

试试这么想：让他生气的事对你来说都不是大事，对他来说，却是自从披头士乐队解散以来最糟糕的一件事。你家学龄前儿童不像婴儿时期那样因为缺乏语言而越哭越凶，他的怒火是因为无法排解他的失望、生气、难过或情感丰富的孩子常有的其他情绪，并且会愈演愈烈。虽然你可能已经给出了一些建议（如从一数到十，傻傻地摇摇他的身体，或者让他把惹他生气的东西画成一幅画然后跳到上面踩），但他显然领会不了其中的技巧。毕竟，你不能给黑猩猩一只锤子，指望它给你造一个亭子出来。我并不是说你的孩子和黑猩猩很像……好吧，可能耳朵是挺像的。

总之，当他开始发飙时，告诉他，除了对着墙扔故事书，还有其他发泄情绪的办法。最后他会搞明白的，并且学会把精力集中在解决让自己烦恼的事情上。然后，你就可以把“泥子粉[37]”这一项从每周的购物清单上划掉了。

37 译者注：泥子粉是平整墙体表面的一种装饰性质的材料，是一种厚浆状涂料，是粉刷涂料前必须用的一种产品，用以清除被涂物表面上高低不平的缺陷。

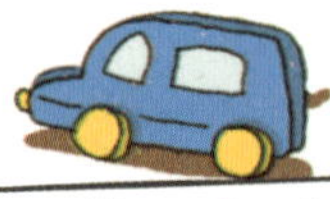

孩子对学习毫无兴趣

你并不反对蜘蛛侠服装和风火轮赛车。如果学校将这些和其他玩具作为考核标准之一，你儿子的成绩足以保证他在班里名列前茅。他差不多已经会自己用乐高积木拼装成一个王座了，然后安然地坐在上面。

遗憾的是，制定考核标准的人倾向于用更传统、更可量化的方法来衡量孩子们和他们的成绩，如是否精通阅读或艺术。而你儿子对这些方面的兴趣就像旱獭对室内音乐的兴趣一样少得可怜。

有的孩子的确对某些学科不太擅长，而你家这位纯粹是对学习毫不在乎。当其他孩子已经从学习字母和数字中找到乐趣时，你家孩子却更喜欢把一下午的大好时光用来在院子里奔跑尖叫。你找来自然拼读教材教他认字，向他展示怎样用基本的图形画一个房子，甚至让他数一下他盘子里有几片苹果，暗暗想这也算是学数学了。

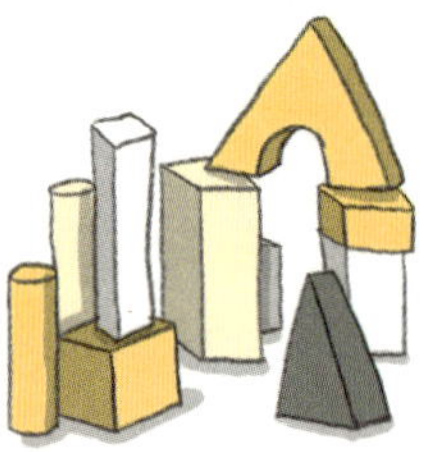

你竭尽所能地想勾起他的一点兴趣——你恳求他，和他做交易，对他大叫，还贿赂他，然而一切都是徒劳。你不放过任何一点表明他对学习感兴趣的迹

象。当你看到他用木头块拼出一个太空飞船时，你努力说服自己：这也许意味着他会精于工程学。

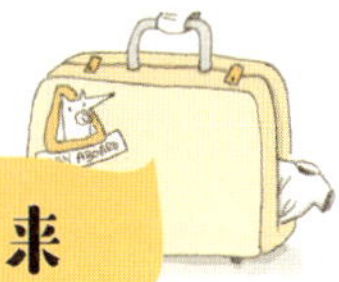

冷静下来

事实上，他在玩的时候其实也在学知识：建造一个可供小车滑下来的风火轮轨道涉及物理知识；用乐高积木搭建一条隧道涉及几何学知识。当然，这并不意味着你儿子能把球弹到楼梯下，他就成史蒂芬•霍金了，但你能从每项活动中找到学术课的影子。所以，你可以帮他一起搭建乐高积木，让他数出他所需要的积木块数；玩“星球大战”时，和他聊聊真正的时空旅行或激光。他最终会对常规的学术问题感兴趣的。

一旦他开始在数学和驾驶喷气式飞机之间或阅读和考古学之间建立联系，他就会投入更多的兴趣。而在他此后的生活中，当你告诉他，你偷他的万圣节糖果是为了教他“膳食犯罪学”时，他也不会觉得困扰了。

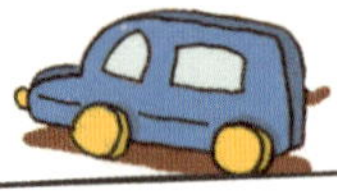

你家孩子比别的孩子矮

你以前送孩子去托儿所时，曾和另一个孩子的妈妈聊过天。她想和你恢复联系，所以你为两个孩子安排了一次玩伴聚会。当她们露面时，她家孩子看起来高得都能给她当司机了。

一说起长个子，你总觉得你女儿长得比别人慢，而这次会面证实了事情确实如此。尤为奇怪的是，你女儿比她家女儿还大三个月呢。她肯定是在赛马场上班，可能给孩子吃了给马服用的类固醇或什么东西，所以她女儿才会长那么快。

玩伴聚会接近尾声，而那孩子并没有表现出一点儿像马的行为，于是你意识到，她比你女儿高15厘米是因为她的基因更好。直到那一刻，你才知道，你的基因有缺陷。别人家的孩子身姿高挑，衬得你家孩子就像旅游嘉年华里参加余兴表演的小怪物。

儿科医生证实，你女儿的身高和体重都处于平均值范围内。然而，你的担忧日益加深。你给她喝更多的牛奶，在她盘子里堆满富含钙和维生素D的食物。当她想吃块饼干时，你把它举到她够不着的地方，这样她就得拼命伸展胳膊去拿饼干了。夜晚，你还溜进她的房间拉伸她的腿。

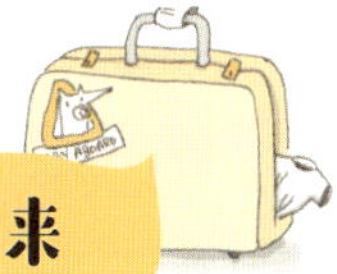

冷静下来

你的孩子有自己的发育节奏，她的身体也是如此。有些孩子就是比另一些长得慢。有些孩子长得太快，你每次看到他们，都会觉得那些家长肯定在孩子交易黑市之类的地方把他们以前的孩子卖掉换了个新的。继续定期让孩子接受体格检查，如果孩子的生长速度慢得反常，儿科医生会告诉你的。

或者你也可以自己监控这一点，在门口做一个传统的身高测量标记。最终，大多数孩子都会长高的。他们长高后，你会怀念他们还是小不点儿的样子，会看着门口的小小身高表热泪盈眶。

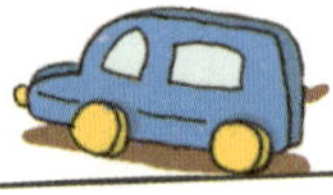

孩子记不住字母表

你女儿的学前班同学已经能背诵整个字母表了，她比你家孩子还小两个月呢。在每一次的玩伴聚会上，她妈妈都自豪地让她背字母，而她总是面带甜美的微笑背诵，真是够自吹自擂的。这有什么大不了的，你也知道字母表，从你人生的某一刻起，你还知道怎么造句呢。有本事就让那个小姑娘说几个双元音，看她怎么崩溃吧。

不过，人们往往不赞成摧毁一个学龄前儿童的意志，所以你采取了一个更为正面的方法。你开始时时教你女儿背字母，在吃饭过程中、午睡起来后、早上去学前班之前以及帮她剪指甲的时候。你给她唱各种版本的“字母歌”，免得她可能喜欢乡村音乐多过流行音乐，或者迷恋雷鬼音乐[38]。你买了有字母表的图画书、CD、积木、磁铁玩具和认字卡。你开始批判那些学习工具：难道除了木琴（Xylophone），就没别的单词可以教人学习字母“X”了吗？那本翻页书为了

38 译者注：雷鬼音乐是一种由斯卡（Ska）和洛克斯代迪（Rock Steady）音乐演变而来的牙买加流行音乐。如果说斯卡音乐还只是在美国流行音乐的影响下产生的一种拉美流行音乐的话，那么雷鬼则已发展成为欧美摇滚乐主流中的一种重要的载体了。

教个字母“N”，竟然印了一只独角鲸（Narwhal），太浮夸了。

虽然你女儿一点进步也没有，但你已经能把字母表倒背如流了。说起“倒”字，你女儿似乎还倒退了。她一度能流利地背到“P”，但现在却连“H”都背不到了。你上次让她默写字母时，觉得她似乎嘀咕了一个数字，还画了一个小猫象形文。你亲爱的女儿连交流和学习的最基本要素都掌握不住，你真担心她会沦落到吃个饭都得找菜单上有配图的饭馆。

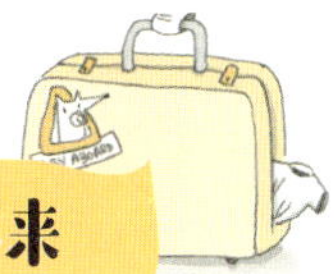

冷静下来

你女儿会记住的，就像其他发育阶段一样，所有孩子都会按照自己的速度学字母。继续教她，但别给她太大压力，逼着她死记硬背只会让她排斥这项任务。如果她有老师，就和她的老师聊聊，问问他们在课堂上是怎么学习的。搞清楚这一点，便于你决定在家里是应该加强那个方法，还是该另辟蹊径。

总之，你最重要的任务就是保持耐心。第二重要的任务是跟她解释清楚“LMNO”[39]不是一个单词，虽然我直到大学二年级才弄明白这件事情！

39 译者注：“LMNO”只是四个连续字母，合在一起并不是单词。

行为举止篇

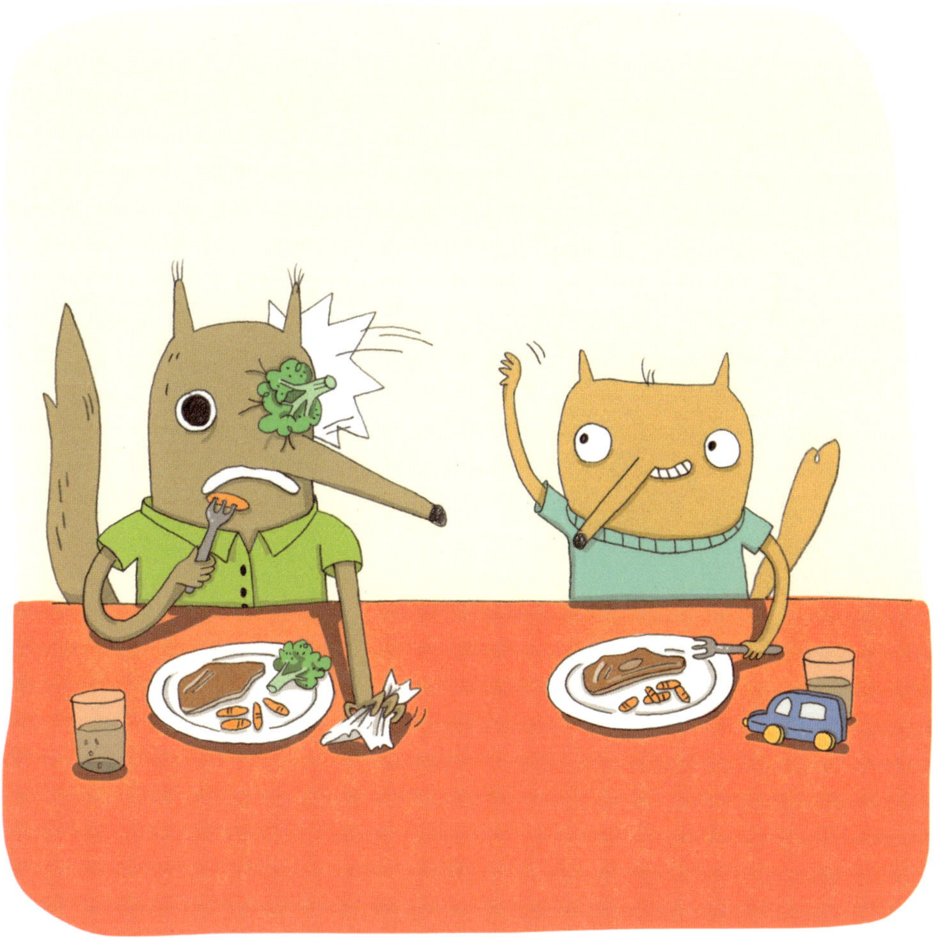

孩子稍不如意就大发脾气

你那细心体贴、低声细语的儿子学会了走路，也掌握了语言技能。他终于如你期待已久的那样，表现出了独立的迹象。现在，他认为自己是这个地方的主人翁，不再是以前的甜心宝贝，而是摇身一变，成为恺撒·威廉二世[40]。

你试过和他讲道理，告诉他不能这么做。你向他摆事实说，即使他已经高中毕业，能一路走到商店再折回，但这个家仍不是他一个人的。但孩子听不进去。更糟糕的是，你要是不同意在早晨七点钟把冰棒当作完美的早餐选择，那么等待你的将是一场腥风血雨般的勃然大怒。

去他的暗箱操作，去他的交际手腕。为了达成目的，没有什么方法比大喊大叫、拳打脚踢更有效了（我对历史不甚精通，但我相信这正是恺撒·威廉二世用过的策略。）你儿子对这一点心知肚明，因为你只能想出一种解决办法，那就是向他投降。把冰棒递给儿子的同时，你安慰自己说就当是给孩子补充水果

40 译者注：恺撒·威廉二世（1859 年 1 月 27 日—1941 年 6 月 4 日），德国末代皇帝，普鲁士国王，从 1888 年 6 月 15 日到 1918 年 11 月 9 日统治德意志帝国和普鲁士王国。威廉生来就有臂丛神经产伤，以至左臂萎缩。威廉的残疾一定程度上助长了他的暴脾气。他尽量使自己的残肢远离公众视线，这样的不安全感使他易怒易憎，难以控制脾气。自大浮躁与鲁莽好战共同构成了威廉二世这一矛盾体。

的营养了。

儿子把融化的黄色冰棒汁擦到你的脸上和脖子上时，你流下了屈服的泪水，但却不敢阻止他，否则你将迎来另一场腥风血雨。

冷静下来

学步期儿童发脾气时，会让你觉得像是被困在椅子上，听着艾摩[41]靠在你身边嚼锡纸。但如果你做出太过负面的回应，或者是更糟糕的回应——认输，那么过上一段时间，你的儿子将学会利用这一招来达到自己的目的。

记住，你的儿子不是故意耍无赖。你需要教他学会忍耐、同情和感恩，告诉他需要等你发薪水后，才能买套装海盗玩具。

所以，当儿子开始大发脾气时，你要镇定下来讲话，向他解释他不能立刻得到想要的东西，但同时也要给出一个折中的方案。如果孩子不依不饶，那就给他点颜色看看，或更简单点，让他一个人待在房间里尽情地发脾气。这样做可以暂时避开，让他没法继续跟你胡搅蛮缠，同时也给你一些时间冷静下来。或者把他安置在一把椅子里，还有艾摩靠在他身边嚼锡纸。

41 译者注：艾摩是《芝麻街》里贪玩的3岁男怪兽，声音清亮，笑声非常有感染力，喜欢直呼自己的名字，整天大叫“ELMO wants to play！（艾摩想玩儿！）”。他总是快快乐乐，不停地尝试做每一件事，就算不开心，也会很快没事。即便做事能力不够也不会气馁，对自己和生活有着正面乐观的态度。

孩子不听大人的话

你在家里制定了规则。这些规则非常合理，有助于维持秩序。例如，不许爬柜台，饭前不许吃零食，不能借邻居的汽车飙车或是兜风。这些规则很明确。事实上，这些规则简直滴水不漏。

然而，虽然你的宝贝女儿清楚一切规则，甚至可以倒背如流，但她只要一有机会，就会故意反着干。你离开房间去倒一杯水的工夫，就接到了隔壁邻居蒂姆打来的电话。他惊慌失措地跟你说，你女儿刚刚坐着他的那辆现代索纳塔车滑到了街道那头。这种睥睨一切、故作勇敢和愚昧无知的结合，可能很适合一种卓越的职业，那就是电视真人秀里的明星。

为了搞清楚她是不是故意不听话，你警告她在运动场玩滑梯时，不要头朝下地往下滑。她一边直视着你，一边胸腹贴着滑梯，带着邪恶的笑容头朝下滑了下来。如果学龄前儿童要戴白色的手套，她可能会摘掉一只，扔到你的脸上。

冷静下来

和我妻子打台球的方式正相反，家里的规则“不是”为了打破才制定的。你肯定跟女儿讲过制定这些家规的原因，但如果你是在惩罚她不遵守规则的时候解释，那么你的讲解一定达不到预期的效果。女儿会把你的解释当作一种斥责，而不是解释。

选择一个你不那么气急败坏的时刻，换个角度讨论家规以及为何制定家规。女儿一旦打破规则，你要在第一时间做出回应，让她尝到后果，而不是在警告之后再惩罚她。还有，我们都需要时不时体验一把与人争辩获胜的快感。找个机会，让女儿享受一次胜利，如偶尔让她在饭前吃点零食。只要你解释清楚零食只能偶尔吃一次，她就会有一种获得自由和掌权的感觉，这会让她得到安抚，并且不再激情澎湃地乘着麦康诺旅行车在街区里晃荡。

尽管如此，按照有胜必有负的日常规律，你可能很快就会有机会给女儿一个“教育时刻”，也就是父母版的“我早就跟你说过”。尽管这个时刻会让你很得意，但此刻你却只想阻止她摔伤手臂，或者至少不要让她在你家外面的街道上乘车滑行。

任何惩罚对孩子都不管用

对于因孩子的不良行为而实施惩罚，你已经无计可施了。你试过隔离处分，试过取消特权，甚至试过拿走孩子最喜欢的几样玩具，但这些对孩子好像都不起作用。你曾发誓绝不打孩子的屁股，但你开始意识到，如果继续这么僵持不下，最终你会用划桨抽打孩子的屁股。你还能有什么别的办法吗?

毕竟，惩罚能教会孩子区分是非曲直，学会怎么做个好人。如果你顾及所谓的面子，对孩子的不良行为完全置之不理，那么孩子很快就会占上风。噢，你家里会建立起秩序的——只不过是由你那野性难驯的孩子建立的最原始的秩序。你将不再需要找借口逃避你并不热衷的玩伴聚会，特别是当你被毛线拴到冰箱上，而你的野孩子正围着你跳舞，把那根简易的内尔夫长矛朝天猛戳的时候。

你使用开瓶器剪断毛线重获自由，疯狂地向门口冲去。逃跑时，你发现走廊里的长钉上有一只猪头，客厅里躺着一只被打碎的海螺壳。你听到它们正从你身后追来，想要捕获你。这种原始状态会一直持续下去，直到家里火焰冲天，而你并不确定自己的房主是否买了“儿童起义”保险。

冷静下来

孩子会试探大人的底线在哪里。你要耐心地坚持下去，孩子终将明白你会施加的惩罚，尤其是当他意识到那辆被你放到贮藏室顶层架子上的托马斯火车一周之内确实不会回到他手里时。

不要忘记正面强化的力量。向孩子展示你有多么欣赏他良好的行为，这往往比孩子行为不端时再去惩罚他更有效。我并不是说，你让孩子穿鞋而他乖乖照做后，就要奖励他一辆新自行车，别把事情弄复杂。当一切都很顺利，孩子也在努力适应时，向他表示感谢。如果你家经常击掌庆祝的话，你可以跟他击掌。

郑重声明，我们家既不击掌也不顶拳，但是我们常常喜欢叉开手指，做出摇滚的手势。当然，这让我自己的父母很是懊恼。

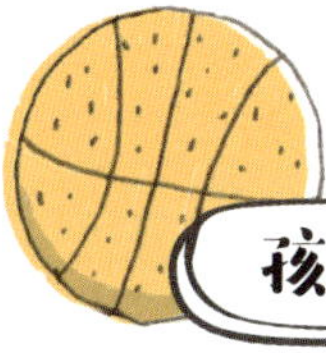

孩子在动物身边的行为很危险

你家的房子非常漂亮，院子里养着两只猫。你担心孩子会像后卫一样对猫做出抢断的动作。

你想象过一种田园般的家庭生活，家里养一群宠物，但你女儿觉得动物不过是电池永远耗不尽的全自动玩具罢了。她强制性地抚摸它们，把它们当作枕头，并且挑战它们的耐心，手段之残酷令你想去问问教皇，波斯斑猫是否能受封为圣徒。

当有人遛狗经过你家时，你的孩子会立刻跑上前去，用陌生犬的犬齿摩擦自己的鼻子。每次你都会扯着她的运动衫把她猛拽回来，就像对方用拴狗链往回拉狗一样。你警告她以后接近动物时要倍加小心，并且得先征得宠物主人的同意，唯恐小狗咬她的鼻子。

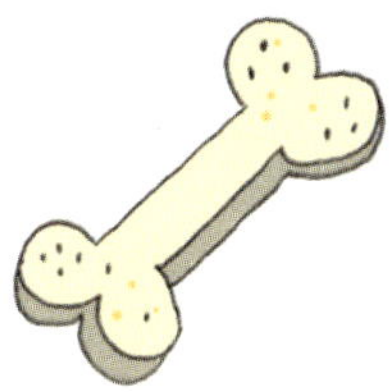

会叫的狗不咬人。但当你女儿说，她下次去动物园时想爬到圈养动物的围栏里面，你才意识到可能存在的危险。毕竟，如果读书俱乐部的其他所有成员知道你让自己的女儿被一只孟加拉虎袭击了，你还怎么有脸再去参加每月的见面会？

你取消了动物园的会员资格后，把精力放在了解决家庭问题上。你必须想一个法子，以免让她成为狗狗菲多的咀嚼玩具。

冷静下来

好的一面是，因为你女儿喜欢小动物，所以她一看到动物就会很兴奋。如果她不听你的话，那么就去请专家帮忙。不，我指的不是育儿专家，而是动物专家。

你可以带孩子去宠物动物园、农场或大牧场。在这些地方，孩子可以与专业的动物驯养人员亲密互动。他们跟你讲的道理差不多（不要和动物过多纠缠，可以让动物嗅她的手等），但有时候，同样的话，你的女儿就是需要听到别人讲出来，而不是忙着给她做熏肠三明治的家长讲出来。

最后一种方法是穿成熊的样子，深更半夜从她的衣柜里跳出来。这招能让她彻底不再喜欢陌生的动物，还会让她一夜之间吓白了头。

孩子做事情不考虑后果

“因果关系”看起来非常简单。例如，温暖的东西会让冰块融化，所以放在柜台上的冰激凌现在成了甜汤。或者，如果你的儿子坐着沙发垫从楼梯上滑下来，他会把楼梯口的装饰花瓶撞倒，而这会让你瞪着发红的眼睛勃然大怒，看起来像在约会之夜从魔鬼沼泽里出现的某种生物。看到了吗？有因就有果……以及接二连三的后果。

你的孩子不光无法掌握这种最为常见的因果关系，还拒绝因为自己的不当行为而接受任何惩罚。不管你主张避免使用典型惩罚（如隔离处分或取消特权），还是支持父母动用自己的“核武器”（把孩子的迪士尼DVD光盘扔到窗外，并且在拉斯维加斯赌场把孩子念大学的基金挥霍一空），你的孩子始终认识不到违反规则和适当惩罚方案之间的关联，这让你感到很挫败。

当你真正和孩子坐下来谈话或者跟他讲清其他后果时，他真的不理解你为什么要这样。你向他解释道：“我跟你说过，不要把那瓶芥末喷得到处都是，不然你会惹上麻烦。”但随着黄色调味品打着转滴到壁橱门上，你的反应使他变本加厉。你警告他，警察对于这种可疑的行为可是毫不留情的，而且他们也不欣赏把三明治配料当作火箭向月球发射的行为。

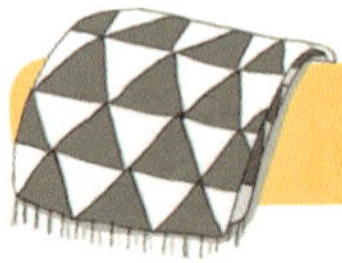

冷静下来

你儿子总会转过这道弯的。他正处于探索、学习之中，还带有绝对的唯我主义。像许多其他问题一样，你在这件事情上一定要始终如一，虽然这些确实不是什么美妙的体验。

不断重复，最终你会达到目的的。而且，在孩子的不同成长时期（在以下几个时期也可以在孩子身上看到这种情况：小学、中学、大学、成年），他们会运用各式各样的方法来试探你的底线。孩子有可能确实明白糟糕的行为会带来某种惩罚，但他还是想用“芥末太空船”来试探这种关联是否前后一致。

育儿方式与技巧篇

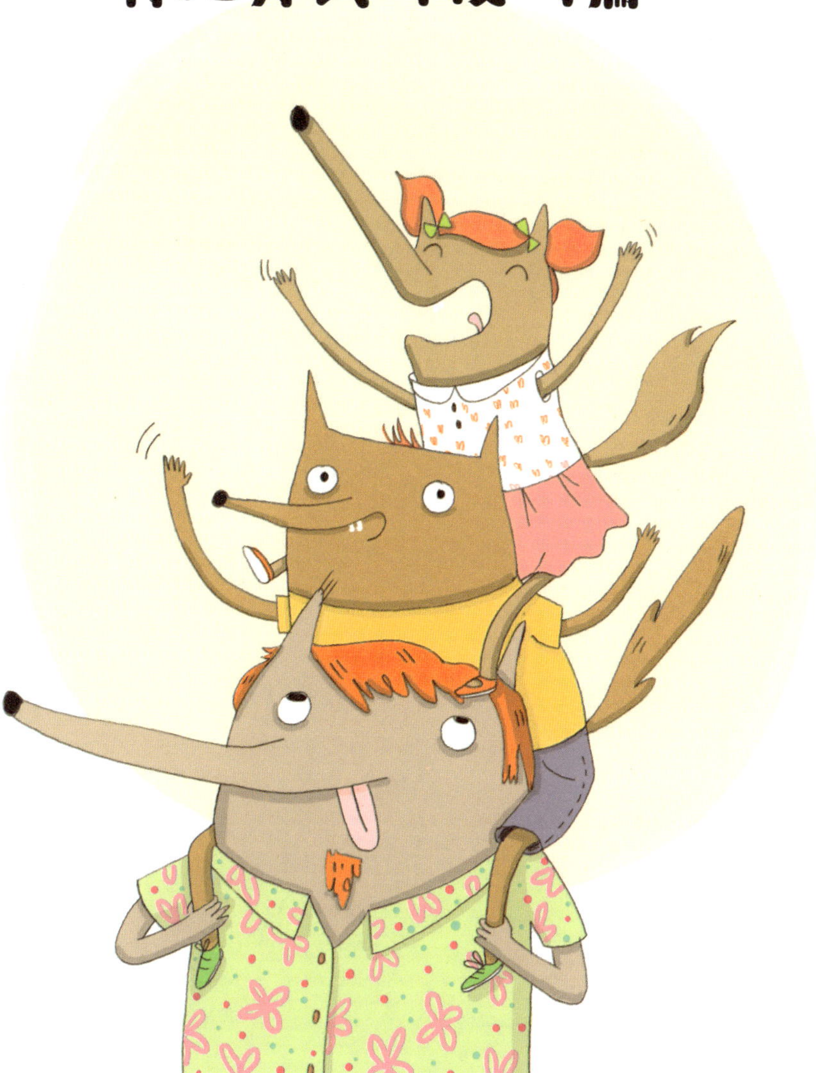

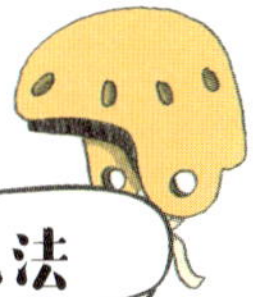

亲密育儿法

亲密育儿法听起来像是养育你女儿的完美方法。你想给女儿无尽的爱，而且给予孩子高度的关注，这很符合你的个性。你觉得这也会帮你和女儿建立起理想的关系。这种关系会超越绝大多数父母和孩子之间的典型关系，像闪烁的灯塔一样传播爱的力量和为人父母的快乐。

美中不足的是，你觉得自己要被需求的海洋淹没了。连续数小时照顾哼哼唧唧的孩子后，你脑子里只想着何时能来一杯马天尼[42]。

你尽力遵守亲密育儿法的原则，努力对孩子投注饱满的情感和高度的关注。但有时候，你真的想要离开女儿身边，甚至还想跳上一艘蒸汽机船，独身一人去伯利兹[43]冒险。还有，虽然广告里父母和孩子同床而眠的画面看起来很温馨，但在现实生活中，孩子的小短腿儿会在你脖子上踢无数脚，令你只想躲进绝缘箱里，并从里面锁死。

42 译者注：马天尼（Martini）是一种鸡尾酒，被称为“鸡尾酒之王”。

43 译者注：伯利兹（Belize）是中美洲的一个国家，是中美洲唯一以英语为官方语言的国家。

冷静下来

你偶尔需要一些自己的空间，这并不表示你是一个失败的家长。你只是一个普通人而已。去吧，喝一杯马天尼。

如果你没有时不时地给自己一些独处时间，那么有一天你可能会突然爆发:头上扣着一个汤煲，和购物车吵得不可开交。即使是亲密育儿法，也主张平衡个人生活，避免任何负面效应。

如果亲密育儿法对你来说很奏效，那就坚持那么做吧。当你身陷麻烦时，会有不少社区团体帮助你，但不要勉强用那些不适合你或者你家孩子的方法。你可以尝试不同的方法，或是从众多方法中择优挑选，看看哪种方法对你和你家孩子最有效。

当然，你可以永远保持冷静，不过我只是说说而已。

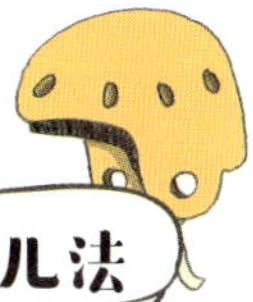

极简主义育儿法

你不想为孩子安排太多的活动，给他增加负担，而是喜欢家里的一切都轻轻松松、顺其自然。对于是否参加玩伴聚会以及何时参加，你都见机行事。至于课外活动，也是时去时不去。冰箱里的罗非鱼片今天要是不做，可能就得白白浪费了，但你的小家伙真的很想再吃一顿热狗。热狗的确是个不错的选择，不是吗？

孩子有充分的时间和空间自娱自乐，独自长大。你也有时间放松自己。你看到其他小孩的爸爸妈妈在繁忙的日程安排下压力重重，头发渐白。相较而言，你和集体鼓乐会里种菜的农夫一样闲适。

但是，当你妈妈急吼吼地打来电话，说她把自己锁在了门外，可是屋里的熨斗还没关时，你坐不住了。你飞速换好了衣服，却怎么也找不到自己的孩子了。你上次看到他时，他正在安静地给玩具车搭建跑道。但那是哪天的事儿呢，周二吗？最终，你在邻居家找到了儿子，而他已经在那里偷偷住了一个星期了。

你央求他穿上鞋子，可他却磨磨蹭蹭不听话，最后花了30分钟才把鞋子穿好。你感到自己冷静的外表开始出现裂痕。当他慢慢地朝车走过来时，你终于忍不住冲他大喊，让他动作快点。你的爆发吓得他当即晕倒在地，这下你的出行彻底被拖延了。你听到远处消防车的警笛声渐渐靠近，一路驶到你母亲家，而浓烟正从她房子里向外冒。

冷静下来

给孩子放松和玩耍的时间有着数不清的好处，但你仍然需要出现在孩子的生活中。极简主义育儿法意味着“不要把日程表排得太满”，而不是“停止对孩子的养育”。顺便提一下，“冷静育儿法”也是一样的道理。你的孩子仍然需要知道如何准时到达学校、绝不能把猫涂成紫色，还要知道你并不只是一件偶尔给他梳头的物品。

虎妈式育儿法

你也许读过《虎妈战歌》[44]，认为虎妈蔡美儿在情感上有些激进的做法看起来倒令人耳目一新。与操场边上那些父母推崇的亲密育儿法和极简主义育儿法相比，它不失为一种颇令人震撼的育儿新方法。反正你一直都和主流风格格格不入，你很勇敢，胆子很大，甚至还有文身。

所以你采用了蔡妈妈的做法。你把母亲节贺卡退还给女儿，毫不客气地说卡片做得不够好；你尽量减少玩伴聚会的次数；你的爱成了给孩子的礼物，只有孩子在学校取得了了不起的成绩，如她发明了用废水驱动的发动机时，你才会给予她这份礼物。但奇怪的是，你的所作所为让孩子开始讨厌你。

你告诉自己，就算女儿暂时在情感上疏远你也没关系。即使你的照片可能是孩子房间里的飞镖靶，但至少她在学校表现得非常优秀。所以，你可能永远见不到自己的外孙，而且没人会来参加你的葬礼。那又如何呢？只要女儿每科成绩都拿A，你就会坚持这么做。

44　译者注：《虎妈战歌》讲述了一位华裔妈妈和两个女儿、两条狗的故事。她是华裔第二代美国移民，以对子女的高度期待与严格的教养方式来教育两个女儿。

毕竟，老虎可不会在沙发上紧紧依偎，也不会从它女儿那里得到温暖的拥抱。而且，拥抱也没大家说得那么好。

冷静下来

郑重声明，蔡妈妈的书只是一本回忆录，并不是教学指导手册。大众虽然对这本书很狂热，但并不了解整个故事的来龙去脉。在《虎妈战歌》出版后的这几年里，蔡美儿也承认自己的一些育儿策略是错误的。德克萨斯大学的一项研究表明，事实上，虎妈式育儿法的结果和预期效果大相径庭——孩子会取得更低的成绩，而且容易产生抑郁情绪。所以，你应该像一只“真正的老虎”，让直觉指引自己。如果积极强化看起来对你的孩子很管用，那就使用这种方法。如果你女儿在完成任务时不喜欢受到干扰，那就尊重她的习惯。这正是所谓的“育儿法”。

另外，你不应该在家里养“老虎”。

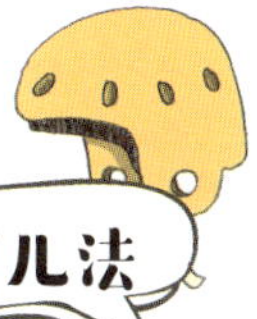

直升机式育儿法

在操场上，你总是站在儿子伸手可及的地方。他出去骑自行车时，你用盔甲把他包裹得严严实实，并确保他的速度不会超过一只普通的鼻涕虫（当然了，你全程都陪在他旁边）。在他同学的生日会上，你不让他和其他朋友一起爬树，这杜绝了他受伤的可能，也证明了你比你的朋友们更加注重环保。

你是一个直升机型家长，对此你一点也不会觉得不好意思，认为自己只是不想让儿子受伤罢了。所以，你总是在孩子身边打转，以免他摔倒、绊倒甚至是看起来像要打喷嚏。有极少数几次，你没有徘徊在他周围，因为你正忙着上网找一套可能适合他穿的“非发胀型海绵”材质的衣服。

当他不小心摔倒，而你又没能及时接住他时，他爆发出一阵撕心裂肺的痛哭，这正说明你对他的保护很有道理。虽然看起来他只是有点不出血的细小擦伤，但从他的反应来看，这明显是严重受伤。你一边盘算着立刻送他去急诊室，查看是否有任何骨头断裂或内伤，一边把他抱在怀里轻轻摇晃，默默咒骂自己没能保护他免受这场可怕的灾难。你发誓要加倍努力，并开始着手制作儿童尺码的私人定制“非发胀型海绵”套装。

冷静下来

肿块、擦伤、破皮、割伤陆续发生在你儿子身上。但如果他从未体验过这些，他将永远无法区分哪些是需要改正的，哪些是即使痛苦不堪也值得坚持的。

家长必须要做的最艰难的事是放手让孩子去冒险。是的，他们偶尔还会遭遇冒险失败。孩子受伤时，往往会反应过度。而直升机型家长更是常常把这一问题严重化，因为当他们把孩子从地上抱起来又是溺爱又是吓唬的时候，本身就反应过度了，这当然会让孩子觉得更加紧张。

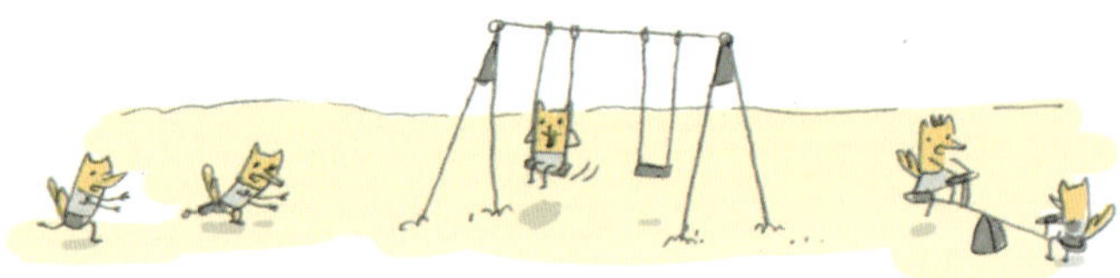

所以，应当注意：安慰人是好事，但不要用力过猛。如果你能靠走几步来消除磕到脚指头的疼痛，那么他也能。他最后还会得到更多乐趣。还有，设想一下：我曾经在操场上遇到一个孩子的爸爸，他承认自己对孩子有些过度保护。我以为他是在开玩笑，因为我们一直在说说笑笑，分享自己失败的育儿经历。几分钟后，我看到他推他儿子荡秋千。他太害怕自己那六岁的儿子会受伤，所以几乎没用力推，而那男孩也几乎纹丝不动，看起来很郁闷。那孩子就是迪克•切尼[45]（只是开个玩笑而已）。

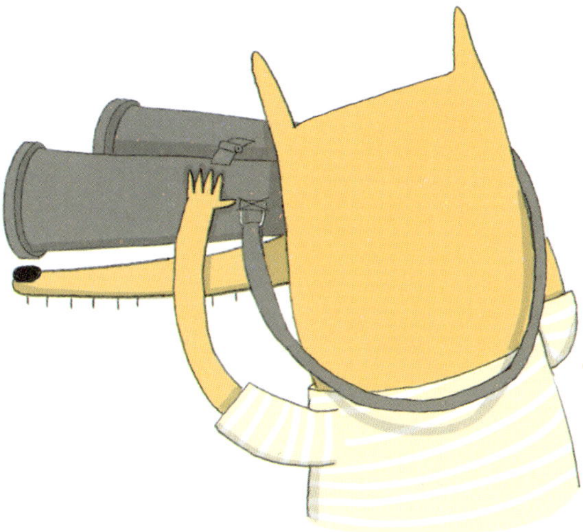

45 译者注：迪克•切尼是乔治.W.布什任美国总统期间的美国副总统，有心脏病史，1978年、1988年、2000年、2001年做了心脏手术。2001年6月30日，他安装了心脏起搏器。

放任自流式育儿法

你处理事情往往是兵来将挡、水来土掩。如果你女儿在饭馆大喊大叫，你就用冰淇淋来堵她的嘴；如果到了睡觉时间，她想熬夜看《灰姑娘》的结局，你就表示同意。相对于忍受她再一次发脾气，还是这样更简单。

但事情并没有变得更简单，她一天天越发变本加厉。你试图在沙地上画出一条边界线[46]，但她一脚踩过，把沙子扔在你的脸上，然后爆发出史诗般的大笑，震得窗户“嘎嘎”作响，汽车警报鸣响不已。

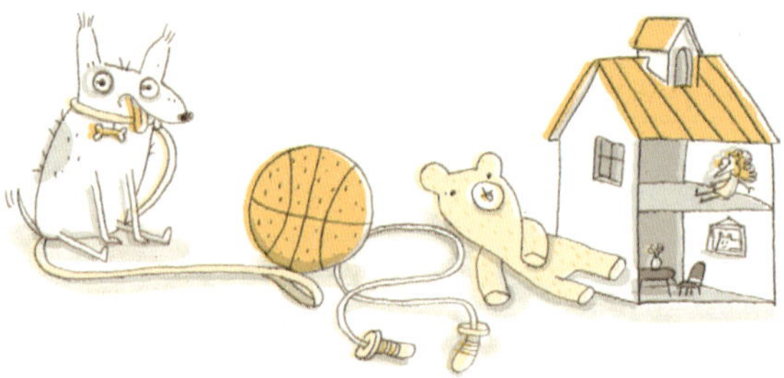

46　译者注：在沙地上画线（draw the proverbial line in the sandbox），是英语中的一种修辞，指设置边界或限制，违规者会引起麻烦。

你还注意到，她和其他孩子相处得不好。不管玩什么游戏，她都非得制定对自己有利的规则，还故意打断其他孩子的活动。在游乐场里，要是不按她的想法来，她就会推其他孩子或者冲他们大吼。这一切对你来说都如此怪异，因为你从来没这样做过……好吧，除了在佛罗伦萨待的那个学期，但那时候每个人都那样做过。

为了能让她对其他孩子友好点儿，在回家的路上你许诺，如果她表现得更好，就给她买玩具。让你高兴的是，这办法有用，而且只花了你40美元。你在脑海里快速算了一下，然后得出结论：按这种速度，想让她在长大成人的过程中表现得体，你只需要花费大约19.8万美元。

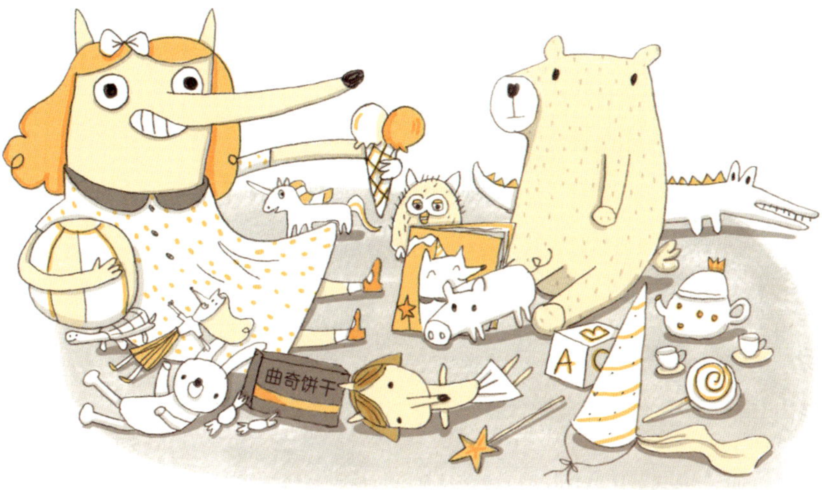

冷静下来

尽管你可能不知道，但你就是传说中的放任自流型家长。说详细点，就是“你已经把孩子宠坏了”。为了尽量减少和女儿发生矛盾的次数，你的行为已经基本让她明白，只要叫得足够大声，想要什么就能得到什么。这种方法也许在你们束手无策需要求救时有用，却无法让她学会理解别人。

但现在还为时不晚。请武装好自己，准备跟孩子来几次大战吧。事实上，你们之间可能要经历很多次矛盾，所以请准备好坚守阵地。你们的争吵声会很大，不过既然吵了，就别把音量降回去，保持头脑清醒，保持冷静。

限制能帮助你的孩子在心理和情感方面有所成长。所以，你需要给自己的容忍加一个限度，而且你应该解释清楚这些限制为何存在。你们出去买东西时，不能给她买爆米花，因为那样会让她吃不下午饭；她不能把布偶从蒂娜手里夺回来，因为要懂得分享；她不能用喷漆在学校的墙上写自己的名字，因为那是违反校规的。最终，你的孩子会渐渐明白，她不能总是随心所欲，以及她为什么不能这么做的原因，而这不会花费你一分钱，除非你想给《少年监狱之旅》再提供点儿素材。

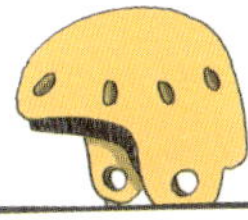

你没坚持做心肺复苏术训练

在产前心肺复苏术课堂上，你看到许多即将为人父母的学员都和你一样，顶着一张疲惫的脸，因为一下子接收了过量的信息而日渐恐慌。多数人的大脑满负荷时，都会停止接受新事物，但像你一样的准家长却会继续往里面塞东西。你们会上更多的课，看更多的小册子，听取更多的建议。而你不得不这样做，因为你可不想等到了紧要关头、需要用上这些知识时，忘了该怎么摆“满月”生产姿势。

心肺复苏术课程结束后，你感到了满满的成就感。你告诉自己，哪怕不遵守一些课程的要求也没关系。比如，虽然你知道自己应该用抱枕来练习心肺复苏术，但你觉得这样做太滑稽了。

现在，小家伙已经到来了，你面临着睡眠不足、喂孩子豌豆泥、帮他迈出第一步以及为人父母所要做的所有累人的事。所以，你推迟了练习，尽管你这时已经开始忘记步骤了：应该先检查堵塞物，然后把头向后仰？还是先把头向后仰，再检查堵塞物？你也不记得深度屈膝是心肺复苏术的动作，还是生完宝宝后就再也没做过的周末锻炼中的一部分了。即使当一切都平静下来，你觉得精力充沛的时候，你也丝毫不想在这个好好的约会之夜，对着诡异的橡胶娃娃吹气。

窒息不会像人们说的那么常见，对吧？这肯定是心肺复苏术公司为了卖出它生产的教育宣传册和假橡胶娃娃而捏造的骗局。你开始怨恨心肺复苏术的指导人员和专业人士，想象着他们肯定会一脸反感地看着你，因为你不再坚持练习。不，你绝不能让自己接受这种恐吓威胁，从而乖乖地坐在社区活动中心的房间里，把一整个下午都花费在练习一项可能永远都用不着的技能上。独立万岁！

冷静下来

家长被告知必须做的许多事情实际上并不是必需的。例如，让你的孩子看单词卡；限制你家学步期的小孩看电视的时间，给他辅导家庭作业；孩子六岁前不要教他玩电钻，等等。但你真正必须做的事情之一，就是时常练习心肺复苏术，因为到紧要关头需要用时，没有人想成为那个忘了怎么做的人。所以，好好上课，并且冷静下来。你生孩子前需要做一次，孩子一岁时要再做一次，此后每两年做一次，直到你的孩子们长大、变老、退休。我们家的橙色粗毛线填充枕头就被“救”了不知多少次。

我们真的曾为一个孩子做过心肺复苏，一共做了两次。每次做过之后，我妻子都不得不再对我做一次，因为我已经快被吓得心脏停止跳动了。

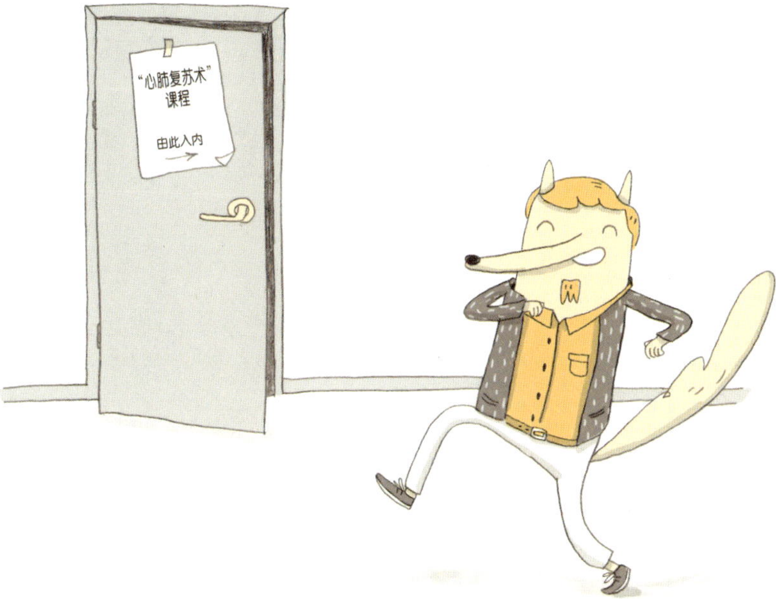

为人父母篇

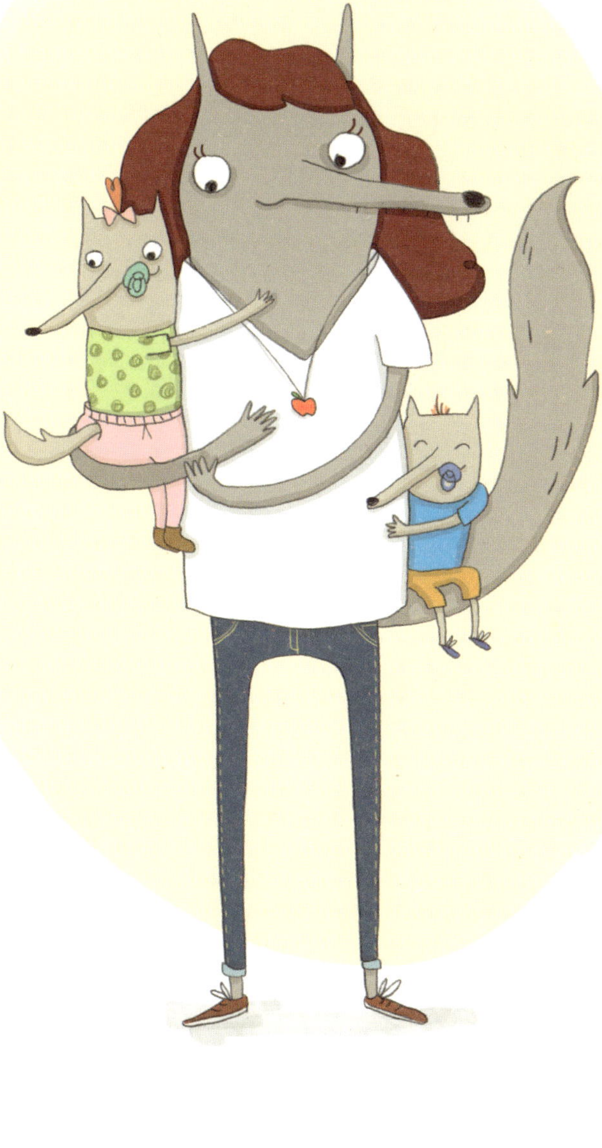

你不是自己理想中的家长

你曾以为你会成为那种很酷的家长，其他家长都佩服你能把事情打理得那么井井有条。你期望用独一无二的方式把各种技巧和工具结合起来，建立一个令其他人都自惭形秽的标准。在你那个由爸爸妈妈们组成的“鼠帮”里，你将会是玩得风生水起的弗兰克·辛那特拉[47]。

然而事实上，你倒更像是让大家发笑不止的乔伊·毕什[48]。

为了当个好家长，你曾做过很多研究、计划和训练，然而现在这些都像放在厨房柜子顶层积灰的干酪锅一样全无用处。实际的育儿经历与你预期的大相径庭。你没法做到从容而幽默地处理一个又一个挑战，而是经常得靠大吼大叫。尽管有些记不清了，但有一次你可能还把一整套芭比玩具扔到垃圾堆里以示惩罚。

---

47 译者注：鼠帮（Rat Pack）是由弗兰克·辛纳特拉（Frank Sinatra）、甸·马丁（Dean Martin）、小森美·戴维斯（Sammy Davis Jr）、乔伊·毕什（Joey Bishop）、彼得·罗福特（Peter Lawford）组成。其中，以弗兰克·辛那特拉最为活跃，在组合的时间也最长。他是20世纪的一代巨星，留下无数经典歌曲，能歌善演，演技出色。

48 译者注：乔伊·毕什（Joey Bishop）是喜剧演员。

在你头脑最清醒的时刻，你认识到你的行事风格肯定会影响到你的孩子。毕竟，你的宏大计划不只关乎你一个人。你那乏善可陈的养育方式可能会使你的孩子在学校表现平平。而由于你对她精神上的影响，她可能连个朋友也交不到。不过，至少你循序渐进地给她带来了未来择业的灵感——当一个舞女。

冷静下来

首先，你对舞女有什么意见吗？她们可都是完全正常的好人。

其次，作为家长，你也会有搞砸的时候，而且次数还不少。这没有办法避免，所以接受现实吧，你永远不会得到“完美家长”的荣耀。好消息是，不是只有你一个人搞砸，而且一个错误（甚至是一系列不间断的灾难性错误）并不意味着你造成了什么不可挽回的损失。

没有人能够预料为人父母会遭遇什么，或者会如何影响你。它会检验你之前学到的所有东西，并给你施加难以估量的压力。真的，这简直像原地操练的新兵训练营。即使其他家长看上去有点像“鼠帮”中的“弗兰克·辛那特拉”，但其实他们也和你一样抓狂。我不是说你可以在任何时候随便大吼大叫，但在育儿这件事情上，我们都是“乔伊·毕什”。

你不打算休陪产假

小宝宝就要出生了，你即将成为一个自豪的爸爸。恭喜你，老兄！这是最开心的事，尽管充满挑战，但仍然是一件人生乐事。

然而，你或许并不打算休陪产假。你的基因和那只仿皮公文包都在朝你叫嚣，让你赶快回去工作。毕竟，你是要养家糊口的人，必须给你的家人提供食物（或者至少提供钱来叫简餐外卖）。

你确信，从医院回来后在家待上几天，就会要处理很多“便便”，并且会睡眠不足。但公司的那些文件总得有人处理，而且你至少每九天左右就得在办公室露一次面，否则财务部的杰克可能会偷光你的便利贴存货。

此外，你也不想让老板觉得你不关心工作。实际上，大多数男人不休完陪产假就是出于这个原因。有数据显示，大多数老板认为，不休陪产假的男人比休假的更关心工作。

看到没？这是我支持你的理由。你千万不要在家晃来晃去，即使你会错过孩子成长过程中一系列有纪念意义的里程碑以及他在这个星球上最初几周或几个月的一大段美好时光。没办法，你是要养家的人，那你就必须去工作。

冷静下来

如果你幸运地在一家提供陪产假的公司工作，那就休这个假，并且要休满。如果你认为你的老板会因此觉得你关心家庭多过工作，那就跟你的上司谈谈，讨论一下让你担忧的事，并且解释清楚你确实很关心工作，但孩子刚出生这段时间对你很重要，你得待在家里。

如果他们不理解，那就用一部分陪产假的时间另找一份工作，因为你的老板是个大浑蛋。不管是哪种情况，你都会更开心。

你有时不喜欢自己的孩子

“爱”这个字并不能准确地概括你对你儿子的感情。你希望这个字散发着灿烂的光辉，高耸入云，超越一切，拥有天使般的歌声，并充满鼓舞人心的力量。你对孩子的爱让其他的爱都黯然失色，因为那些爱不够深沉。然而，有时候你并不喜欢你的孩子。

他上完厕所后不洗手，还对你撒谎说洗过了，这已经够恶劣了。但更恶劣的是，这之后他还非得分享你的三明治……而你直到事后才知道真相，对这个问题的讨论变成了一场咆哮比赛。在某一时刻你意识到，如果这是你的大学室友，你可能早就一脚把他踢出门了，或者至少趁他睡觉时把他的手按到热水里。

这种情感分裂让你很是困惑。即使只有那么一瞬，不喜欢自己的孩子的想法也会让你觉得自己狭隘又无情。或许你从来都不是为人父母的料，或许你就应该继续跟猫一块生活。你喜欢猫，而且猫也从来不会用自己的脏爪子摸遍你的火鸡肉三明治。

冷静下来

就像和你最好的朋友（甚至是你的猫）在一起时一样，你可能和孩子产生分歧，这让你想走开静一静。想做就做吧，你不会因此成为一个坏家长的。事实上，这会让你变成明智的家长。

不论你用什么方法，做瑜伽、散步、看书、画画、做焊接、跳木屐舞或者玩通心粉艺术，你都要花时间让自己冷静下来，尤其要注意控制自己，不要恶语相向或做一些伤人的事。还有，你要记住，你的儿子还处于摸索阶段，他需要你帮他一起弄清楚状况。所以，不管他做了什么，都不要怪罪他太长时间。回到他身边后，向他解释清楚你为什么生气，商量一下再发生此类事情时应该怎么做。

为准确起见，我想说猫是从来不洗手的。所以好好想想吧，法官·评头论足先生[49]。

---

49 译者注：法官·评头论足先生即 Judgey McJudgerton，是一个自造的词。Judgey，即 Judge 的变形；McJudgerton，中间有个 Judger，指喜欢 judge（评判）别人的人，所以 Judgey McJudgerton 整体的意思是指你本身就爱 judge（评判别人），又自居为 judge（法官）。

你没有当爸爸的感觉

当你陪着妻子历尽千辛万苦，直到她成功分娩，并第一次把小宝宝抱在臂弯里时，你觉得神奇、兴奋、恐惧，充满成就感，并满怀爱意。但你又有些困惑，因为在你体验这排山倒海而来的情感巨浪之时，并没有真正当爸爸的感觉。更确切地说，你没有马上体会到有线电视上每周上映的电影里演的那些感人肺腑的父子情。

你没有继续逗弄你的小宝贝，而是让原始的本能控制了自己。由于过度紧张，在新生儿部的第一个晚上，你穿上白大褂，手持除颤器，把自己伪装起来，就为了等慢吞吞的勤杂工经过时用输液架戳他们（你幻想他们会过来伤害你的宝宝）。一个护士走过时，你举起武器“刺”了过去，她的尖叫声打断了你的幻想。你向她道歉，因为你把手术口罩当遮羞布（一些热带国家男子用以蔽体的布）用了。

把宝宝带回家后，你那些原始的冲动仍不消停。那个“悬挂式的宝宝健身架”好像有些不结实了，等你的宝宝用它学步时，他的脑袋可能会磕到门上。你狂奔到五金店，买回来一堆巨大的泡沫垫、螺丝和垫圈，把家门武装得极为安全，以致即使一头精力旺盛的乳齿象猛撞上去也不会受伤。

虽说你仍然感觉不到和你家宝宝心灵相通，但你已经在你家餐厅的墙上，用胡萝卜和蓝莓汁画了一幅描绘你为了保护宝宝的辉煌战斗史壁画，隔壁房间的墙上也记录着你伟大的传奇故事。

冷静下来

尽管所有的故事都说宝宝的诞生将会打开神奇的开关，让我们瞬间升华为最好的自己。但事实上，那并不会立刻发生在每个人身上（很多女人也有同感）。所以，当你第一眼看到宝宝时，可能并没有体会到那种实实在在成为父亲的感觉。那是因为，就像原始穴居人一样，你突然要开始操心获取兽皮和剑齿虎肉之类的事情了。

一旦你能够慢下来，适应你的新生活，你就会厘清混乱的局面，陶醉于身为人父的那种无法言传的喜悦和充满电影感的爱里。而且多亏了街口那个屠夫，你可以不用冒着生命危险为晚餐捕猎了。

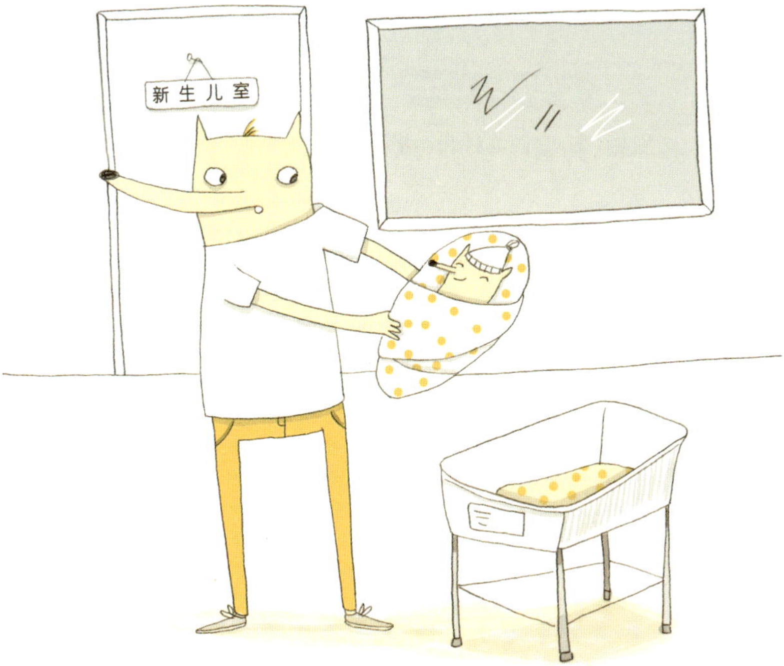
新生儿室

你无法忍受任何“悲剧”

你喜欢犯罪剧。如果它开场是一场谋杀，结局是一场审判，中间充斥着暴力画面，你会非常高兴。

然而，自从有了女儿后，不管剧里的每一个受害者现在有多老，在你眼里他们以前都曾是孩子。虽然他们都是虚构的孩子，但不管怎么说，都是孩子。他们曾经都是像你女儿一样的小人儿，然后他们长大，和嫉贤妒能的软件巨头、传媒大亨或大毒枭混在一起，最后死于非命。那意味着他们虚构的父母将用虚构的余生来哀悼他们。

无论是阴郁的古装电影、紧张的戏剧，还是灾难片，只要剧中有角色死掉，你透过镜头看到的都是亲子关系。所以，当观看那场末日景象时，当陨石撞上地球，把海啸推向海岸时，你为那些家庭潸然泪下。说真的，你不妨也看看《苏菲的选择》[50]。

50 译者注：《苏菲的选择》是美国作家威廉·斯泰伦创作的长篇小说。小说以波兰籍移民、女主人公苏菲的人生经历为主线，交织描写了她同美国犹太人内森的深切的、热烈的、畸形的、变态的、大吵大闹的爱情悲剧，以及同小说的叙述者、南方青年作家斯汀戈的爱情纠葛，生动而深刻地揭示了第二次世界大战给人们的精神和肉体带来的灾难性的摧残，无情地暴露了德国法西斯集中营的令人发指的内幕，控诉了纳粹残杀无辜的罪行。

除了哀悼所有那些只为让你娱乐一把而虚构出来的人物，你也放弃了对这一类娱乐项目的喜爱。你安安静静地把仅有的空闲时间全部用来盯着墙壁发呆，因为墙壁不会死掉。

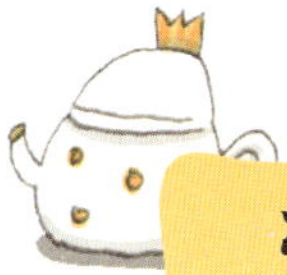

冷静下来

为人父母后，你解读故事的角度会发生变化。电视节目、电影、书、戏剧里的内容会更加牵动你的情绪，因为每个角色都曾是个孩子。这种感觉最终会消退，但需要一段时间。也许，是很长一段时间。对了，你看新闻时也会如此。它带来的悲痛甚至更多，因为那些悲剧都是真实发生的。短时间内，该忽略一些事情时就忽略吧，不要觉得过意不去，你不会错过任何重要的事情。

同时，你的孩子已经将另一种全新的画风引入你的生活：儿童剧。里面的角色可能看起来有点怪，但不会比有强迫症的凶杀案侦探更怪。而且，就我个人来说，看到最新一集的《托马斯和他的朋友们》[51]时，我比儿子们还要兴奋呢。

我告诉你，伙计，总有一天迪塞尔10号[52]会把小火车们惹毛的。

51　译者注：《托马斯和他的朋友们》是大卫·米顿导演的动画片。热心助人的托马斯是一辆可爱的火车头，他是一个完美主义者，最喜欢帮助别人，不过也常常因为过分热心而令自己卷入麻烦中。

52　译者注：迪塞尔10号（Diesel 10）是《托马斯和他的朋友们》中的一个坏角色。Diesel原意是柴油机、柴油机机车。

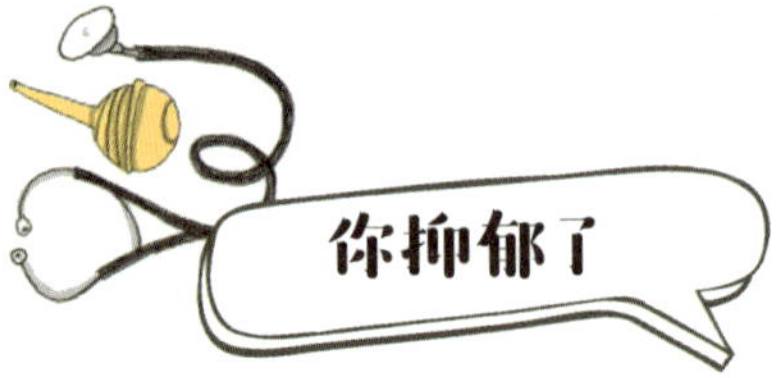

你抑郁了

你不开心。或者说，你觉得自己整天都在照看孩子，忙得焦头烂额，已经无法享受育儿的乐趣了。你没有自己的时间。

照顾孩子是你生活中最重要的事，你觉得自己被这个角色困住了，而对此你并没有做好准备。更糟糕的是，你觉得你的孩子也像你一样被困住了，要是她的父母没这么大压力、没这么累、没这么穷、没这么不开心，她会过得更好。

你对你的爱人大发脾气。女儿深夜醒来时，你捧着她可爱的小脸哭泣。你对着苍天大喊，问上天为什么没让你成为更好的家长。你告诉自己，你只是需要睡觉，然后就能处理好所有的事情了。然而你知道，有规律的睡眠对你来说遥不可及。

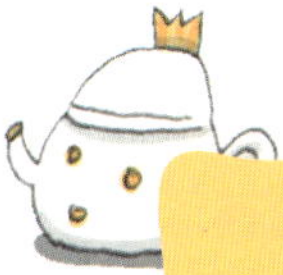

冷静下来

你不是一个糟糕的家长。你抑郁了，而且不是多听几遍包豪斯乐队（Baubaus）的《从内燃烧》（*Burning from the Inside*）就能好起来的。最近的研究显示，男人也会得产后抑郁症。还有研究表明，家长的抑郁情绪会对孩子的发育造成影响，如他们将来会渴望演奏低音乐器或者写关于树的诗。

我的孩子们还是婴儿时，我也抑郁过，而且我是在家工作的。我妻子鼓励我去寻求帮助，我照做了。这虽然不能解决所有问题，但给我提供了一些自我帮助的方法（我指的不是处方药，不过那也挺有意思的）。

说真的，你可以寻求专业帮助，这没什么不好。向治疗师倾诉，对方会教你一些处理这些问题的办法，这有望帮助你克服抑郁和压力带来的影响。当然，听包豪斯的歌也没什么坏处。

你的计划总是泡汤

你计划趁孩子打盹的工夫做一些事情，而且已经列好了一个清单，包括准备晚餐，清理杂乱的抽屉，支付账单，回复哈里特的邮件并告诉她周末的聚餐该买哪种葡萄酒。你确保时间没有被排得太满。万幸的是，你已经休息好了，所以不必花一个小时盯着一杯咖啡出神。然而，计划之外的是，午睡时间到了，可你女儿就是不肯睡觉。

片刻之后，你投降了。你把女儿抱到客厅里，扑通一声放到自己脚边。你试图完成计划的几项任务，但你女儿不停地把手伸向那堆账单，而你在准备晚餐时又不可能把她一个人丢到一边不管，因为你曾经这么试过，结果她把自己挂到了窗帘杆上，好似她是一名登山运动员。

身处职场时，你曾经很擅长处理各种危机：项目可能会在最后一刻崩溃，导致错过交付工作的最终期限；客户临时取消安排导致预算出现缺口或者方案破产等。你可以娴熟地应对这一切挑战。事实上，你做得如鱼得水。工作和家庭的区别在于：你的同事从不会歇斯底里地尖叫；一份失踪的文件从不会令他们失控地大叫；就算是错过截止期限，他们也不会拒绝进食。

但是，女儿不午睡就意味着你将无法完成这些任务，而且晚餐期间她会很暴躁。你这一天基本上算是泡汤了，而且，家里的酒也已告罄。

冷静下来

为了适应现实，你将做出许多巨大的改变，其中包括培养以柔克刚的能力。在我以往的经历中，要培养这种适应能力会比较艰难，但我还是做到了（我之所以说这是以往的经历，是因为我希望在本书出版之前，我已经完全适应了。事实上，这件事目前还是很让我抓狂）。所以毫无疑问，不久以后你就会熟能生巧了。

你要做的很多事情都不会如你所愿，这一事实你不得不接受（比如，我很用心写这本书，但我的孩子对此毫不在意）。这只是意味着家里来客人时，你将无法呈上拿手的白豆辣椒，而不得不为聚餐买一只好市多牌大浅盘，然后盛上家庭便饭。

孩子的行为让你很尴尬

你家的每一个人都很期待周五之夜。在这天晚上，你会和爱人一起带着儿子去最爱的餐厅，在现实世界里享受一顿经济实惠的晚餐。你坐在桌边，服务生走过来下单。在来这里之前的一个星期，你一直在教儿子如何礼貌地点餐。这个重大的时刻终于来临了，他看着服务生，大叫“小鸡鸡！小鸡鸡！小鸡鸡！”

事情还远远不止如此。等儿子终于消停下来，不再大叫生殖器名称后，他又试图爬上桌子，扔掉蜡笔，以单曲循环模式唱着《铃儿响叮当》，而此时圣诞节已经过去七个月之久。这种表现只是他让你尴尬的诸多表现当中的最新一种。他像扔掉蜡笔一样，把良好的行为举止扔得远远的。

其他顾客纷纷向你们这桌侧目。你向儿子示意，让他安静下来，但这反而让他愈发兴致高涨。他手舞足蹈，笑个不停。在他眼里，自己可是能与谢基•格林相媲美的喜剧天才。无论你再怎么警告、安抚或是威胁他，都不起作用。服务生匆匆离去为你们下单时，你窘迫地朝她笑了笑，只有这样你儿子才能吃到奶酪三明治，而不是上一堂即兴的生物课。

你特别想从根源上杜绝这种尴尬情况的发生。所以，当服务生把饮料端上桌时，你问她这家餐厅是否送外卖。

冷静下来

对付这种尴尬情况真的没有良药，而且你儿子并不知道尴尬为何物。你要是在公共场合一把扯下他的裤子，他还真能半裸着跑遍全场。我们的小孩有时会自己脱下裤子到处跑，尽管不是在公共场合……且慢，家庭聚会算是公共场合吗？

我如果告诉你每个人都会经历这种尴尬情况，你可能会好受一点。但说真的，你只需要把“尴尬”这个词从自己的头脑中抹去就行了。“尴尬”不会带给你任何好处，而且在你儿子上大学之前，它将一直伴随着你。而上大学后，他就只能让自己尴尬了。

不过，我并不建议你为了克服尴尬而加入你儿子的行列。要知道一个孩子在餐厅里大叫“小鸡鸡”可能还没什么，但要是成年人这么做就很成问题了。相信我，我对这种事情有经验。

你老是后知后觉

你成功度过了你家孩子的婴儿期、幼儿期、捣蛋的两岁、更捣蛋的三岁、“看在上帝的分上容忍他”的四岁以及“且慢，学龄前时期只是个开始”的五岁。现在，你女儿开始上幼儿园了。你心里窃喜，决定来一杯上好的玛格丽特鸡尾酒以示庆祝，因为五年以来，你总算把一个小家伙养大了，还养活得这么好。

但是庆祝和鸡尾酒似乎交织着甜蜜和苦涩，因为与刚把这个小家伙带到人世间时相比，现在的你并不比当时的你更驾轻就熟。如果一定要说有些什么积极变化的话，那就是她现在牢固的语言基础意味着她可以绘声绘色、有理有据地反驳你说的任何话，即使是诸如“去穿衣服”之类的小命令。

等你开始明白如何应对某个发育阶段时，你的孩子却早已步入下一阶段了。规则和目标不断变化着，就像是在龙卷风中置身糖果乐园版的大富翁游戏里下棋……教育子女这条隧道一定会有光明的出口。某些时候，事情会变得容易些，不是吗？某些时候，你总会弄清楚的。

不管怎么说，这是你所希望的，因为养育孩子时常伴随着出其不意的挑战。一想到这件事，你便噤若寒蝉。其实你并没有喝下那杯庆祝的玛格丽特鸡尾酒，取而代之的是满满一罐旋状香草冰激凌，而现在你向冰箱里那块放了许久的干奶酪伸出了手。

冷静下来

你一定听说过“一切会更好”运动。参加这项活动的人们彼此分享身为同性恋的经历，为的是让同性恋、双性恋的青年人相信，事情能够变得更好，并且的确在变得更好。这样的活动也应该替为人父母者举办一场，名字就叫“一切会有转机”。这种总是赶不上趟的感觉将一直如影随形，因为你总会慢一步，也可能慢两三步。你是无法一下子处理好自己从未经历过的事情的，只有这些事情发生之后，你才能有所历练。所以，当你的小女儿进入一个全新的发育阶段时，你们会一起度过这段时期。虽说你自己可能曾经经历过这一时期，但当时你的身份并不是家长。

当然了，小孩子、小问题，大孩子、大问题。嘿，至少你从不会感到无聊，不是吗？所以，享受你的鸡尾酒吧，或者吃个冰激凌，或者大哭一场。你会需要这么做的。

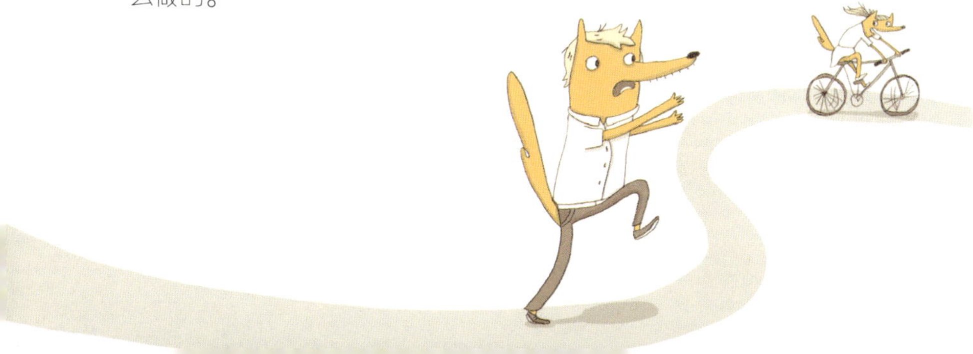

实际问题篇

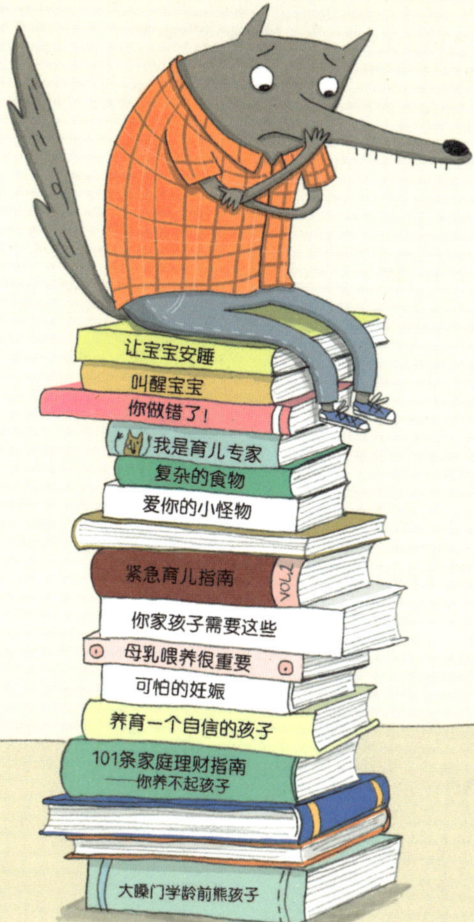
让宝宝安睡
叫醒宝宝
你做错了！
我是育儿专家
复杂的食物
爱你的小怪物
紧急育儿指南
VOL.1
你家孩子需要这些
母乳喂养很重要
可怕的妊娠
养育一个自信的孩子
101条家庭理财指南
——你养不起孩子
大嗓门学龄前熊孩子

你不知该听从哪种建议

当你看阿伦·索尔金[53]做编剧的影视剧时，你几乎能看懂百分之八十的内容，所以你认为自己很有头脑，是一名见多识广的社会成员。如果你对什么感到好奇的话，你会去研究它。你收集信息，并根据自己受过的教育决定该如何进行下去。然而，当你即将为人父母，并使用同样的路子研究育儿方法时，却遇到了一大堆迥然不同但个个充满激情的育儿法则。

你刚看完一项关于“让孩子哭个够”睡眠训练方法引起灾难性后果的研究，轻轻一点鼠标，却跳出了另一篇支持这种训练方法的文章。一个网络视频告诉你，为何让孩子自己决定每日的午睡时间裨益良多，而另一个视频却称，只有严格的时间表，才能防止孩子囤积大量巧克力酱在半夜吃到肚子撑。

各种观点相悖的信息扑面而来，你别无选择，只能全盘接收。你每天尝试不同的方法，有时一天要试两种方法。周二，你在睡觉时间运用“让孩子哭个

53　译者注：阿伦·索尔金，1961年6月9日出生于美国纽约，编剧。他的著名作品包括《好人寥寥》（*A Few Good Men*）及《白宫奇缘》（*American President*）等；电视片方面则有《白宫风云》（*The West Wing*）等。其作《社交网络》更是获得第83届奥斯卡最佳改编剧本奖，《史蒂夫·乔布斯》获第73届美国电影电视金球奖最佳剧本奖。

够”法则来训练孩子的睡眠，而其余时间都在实践“亲密育儿法”。周三，你尝试用“虎妈育儿法”呵斥你的婴儿宝宝。随后，等孩子的爷爷奶奶来家里时，你又改用“直升机式育儿法”。不知何故，你的“一哭二虎三亲密四直升机”育儿法似乎对培养孩子并不奏效。

冷静下来

采用那些不必要的方法只能确保一件事，那就是在孩子的回忆录里，将有大量素材表明“亲爱的妈咪”看起来就像是保姆“玛丽•波平斯”[54]。或许，你需要的并不是某种特定的方法（当然，“冷静育儿法”除外），而只是养育孩子，仅此而已。反正没有两名专家的意见会是完全一致的。

我在撰写本书时，与一些专家探讨过不少问题，就连他们的见解也各有千秋。所以，跟着直觉走就是了。你的直觉通常是正确的，除非你在考虑用抛石机发射孩子。如果你的确需要一些指导，那就去找寻与你的性格最契合的育儿方法。毕竟，你才是那个每天都要使用这种方法的人，孩子只会从中受益。还有一点要说明的是，“抛石机育儿法”可不是一个好法子。

54　译者注：玛丽•波平斯是美国迪士尼影业公司出品的奇幻歌舞片《欢乐满人间》中的人物。该片讲述了化身为保姆的仙女玛丽来到人间帮助两位小朋友重新获得生活的乐趣，并让他们的父母重享天伦之乐的故事。

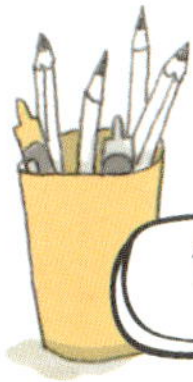

你从未学过育儿法

你宣布自己怀孕后，亲朋好友给你送来许多本育儿经，这些书都够你开一家小型图书馆了。但有别于图书馆的是，这些书你都没有读过。你整天忙于准备婴儿房，参加婴儿心肺复苏术培训班，确保工作中的事情都有人料理，这样你怀孕就不会导致公司乱套、经济崩溃。你甚至都没有时间把那些书籍从包装盒里取出来，更别提打开书去阅读了（那本《街区里的快乐宝贝》[55]除外，这本书你匆匆瞥过两眼，然后就用它垫柜脚，以解决橱柜不稳固的问题）。

然后你的产期来临，你正式成为一名母亲，发现自己的时间更不够用了。除了《考斯比一家》之外，你再没看过任何育儿类的电视节目。关于育儿，你没有做过任何研究，除非花三天时间争论育儿室的墙壁应该涂成哪种颜色也算育儿。

55　译者注：《街区里的快乐宝贝》的英文书名为 *The happiest baby on the block*，哈维·卡普（Harvey Karp）著，是一本讲新生儿哄睡小技巧的理论与实践参考书。

现在宝宝已经在家里了，准确地说，就在你的手中。你们俩茫然地四目相对，期待着发生点什么，仿佛在等待着一种信号、指令或是援助。

冷静下来

你知道在孩子出生前后，你必须阅读多少本育儿经吗？零本！

你手头有太多的事要操心，根本没有时间和精力阅读书中关于午睡时间表的枯燥内容。你会发现自己的直觉就很管用。但以下是几点基本注意事项：

- 宝宝哭时，去照料他/她。
- 如果你有任何担忧，咨询你的儿科医生。
- 如果可以，留一些时间给自己。
- 不要把宝宝扔向吊扇。

你不知道孩子的行为是否正常

你读大学时，被一年内的第四任男朋友甩了之后，去找最好的朋友寻求安慰。自从初中你们合伙把那个名叫蒂芙尼的女孩从朋友圈子中挤出去后，你们俩一直像亲姐妹般要好。她有让你开心的本领，但你给她打电话，其实只是想知道她有没有同样的经历。如果你知道自己并不是唯一一个经历过这种爱情末日的人，你的心情会平静许多。

所以多年以后，当你发现怀孕让自己的双脚肿得堪比雪人的厚重大脚时，你在玩伴聚会上问你的此生挚友，她是否也经历过这样的事情。她狡黠地一笑，偷偷跟你说，自从怀孕以后，她的鞋码比以前大了整整两个号，所以她把所有旧鞋子按照大两个号的尺码各买了一双。

你宽慰地长舒一口气，把两条“大象腿”放到搁脚凳上，看着你的孩子和她的孩子嬉戏。随后，你发觉她的孩子生气地号叫着，把一块得宝玩具砸向你儿子的头部。你们两个人同时起身，健步上前，但还是没能制止你儿子扔出木火车作为反击。你道了歉，而她则耸耸肩，挥手作罢，只顾忙着查看她的孩子是否受到了持久的损伤。她似乎并没有把如此恶劣的行为放在心上。

糟糕的爱情生活和硕大的双脚是一回事，但孩子却是另一码事。由于房间里没有“控制实验组”提供信息进行对照，你只能认为两个孩子都很糟糕。这时，你有些后悔排挤蒂芙尼了。她现在要是在这里，说不定能让事情向不同的方向发展，毕竟从脸书（Facebook）上的动态看，蒂芙尼的孩子表现非常好。

冷静下来

想要知道自己家孩子的行为是否和其他小孩一样，这很正常，但不要为了证明孩子是否正常，就去大街上拦下路人，询问他们的孩子是否已经能够区分不同的颜色。去朋友那里聊聊天，放轻松就好。

不管你的孩子做了什么不理智的事情，朋友家的孩子很可能也会这么做。即使朋友家的孩子没有这么做，那又如何呢？她家的孩子的确没有试图把颜料盒里的紫色涂料吃进嘴里，而你的孩子却认为那是某种神奇的肉酱。那只意味着你的孩子排便将很通畅。

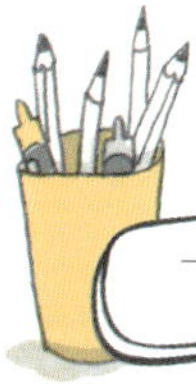

一切都太贵了

你女儿坐在小小的婴儿车里时，两条腿已经从前面伸出来，悬在半空中了。这辆婴儿车还是你在她刚出生时买的。你女儿现在长大了不少，是时候花钱买一辆新的了。你上网挑了挑，看到价格之后，你的反应和当初为了迎接宝宝的降生而第一次在家里囤货时如出一辙，“这些东西想必是稀有金属或者宝石做的吧”。

你深信，育儿就是一个大骗局。奶瓶、吸奶器、婴儿食品、尿片、衣服、玩具和家具——孩子的必备用品清单不断加长，甚至比一场融合了爵士乐和五重奏的即兴演奏会还要长。而且，这些东西都很贵。此外，随着孩子不断长大，有些东西还没怎么用，可能就得换新的了。截至目前，那辆婴儿车没有一处螺丝松动，车轮也没有磨损，要不是有一次你女儿把燕麦面包圈和蒸萝卜吐到了车上，这辆车跟全新的没什么两样。

许多父母认为，对婴儿车的选择能够反映自己对孩子的疼爱程度。很显然，公园里那位推着价值1700美元的思道阁[56]豪华婴儿车的母亲比另一位推

56 译者注：思道阁（Stokke Xplory）是一个来自北欧的童车时尚品牌，被网友誉为婴儿推车中的劳斯莱斯。

着价值350美元的宝贝慢跑城市迷你[57]牌婴儿车的母亲更爱自己的小孩。你需要用一辆婴儿车证明你有多爱你女儿，哪怕你本来可以用这些钱给自己购置几件新衣服。

冷静下来

对于那些正在等待第一个孩子降生的准父母，我想对你们说，以上品牌和价格绝非虚构，祝你们购物愉快！但你们应该去找那些孩子年龄比你家小孩稍大一些的朋友或妈妈们，因为你可以从他们手中免费拿到二手婴儿车。

看吧，你的宝宝才不会在意你给他用的是什么价位的婴儿车，也不在意你买了什么牌子的衣服。我家的双胞胎儿子当时用的是两辆各值15美元的带伞婴儿车，中间用价值13美元的婴儿车连接器相连。它们很实用，车身很轻，折叠起来只有海报管那么大。你可以单手把折叠起来的婴儿车展开。而小家伙们并不懂得思道阁婴儿车和布鲁泰克浣熊猎犬的区别。而且，我们的孩子大部分的衣服都是朋友们送的。我们攒的钱足够买下亚利桑那红雀队[58]。当然我们并没有真的买下这支球队，但我们要是愿意的话，的确能够买得起。

57 — 译者注：宝贝慢跑（Baby Jogger）是英国B.free公司旗下著名的母婴品牌，被网友誉为婴儿推车中的法拉利。

58 — 译者注：亚利桑那红雀队是美国亚利桑那州菲尼克斯市的一支美式橄榄球队，创建于1898年，在历史上获得过两次NFL冠军，分别是在1925年和1947年。超级碗诞生后，它于2008年打入超级碗，收获亚军。

情况有些不对劲

你是一名三段瑜伽大师，家里有一只橱柜装满了绿茶，你感到如此放松，以至于上次做牙根管手术时，都不知不觉睡着了。你已对一切都处变不惊。是的，一切，直到儿科医生委婉地对你说:“情况有些不对劲。”

你感觉孩子身体不适或者心理出现了问题，而你作为一名善于观察的家长，对一切迹象都了然于胸。但是你明白要“冷静下来”，因此你没有慌乱。你保持着清醒的头脑，去寻求专业人士的指导。专家们进行了许多测试，结果进一步证实了你的担忧。或许这是你一生中唯一一次因为自己是对的而讨厌自己。

你不想失控，但任何与你爱子相关的小事都会让你胆战心惊。他是这世上你最爱的人，正是这个小家伙令你成为今天的自己，但现在你却给不了他需要的，你又如何能保持冷静?

冷静下来

没关系，你有恐慌的权利。

你感到恐惧、愤怒和伤心，这些情感都是合乎情理的。你可以让自己体验这些感受，历经所有的情感，沉浸其中，拥抱它们。找一个下午，放纵自己的情绪，然后振作起来吧，因为孩子需要你。

一切需要“冷静下来”的时刻都有助于你整理思路，应对困难时期，就比如现在。所以，尽快调整好情绪，然后就后续该如何行动向儿科医生或心理学专家取经。去寻求那些互助小组的支持吧，你即将经历的事情他们也都曾经历过，去参加集会，出点儿力。多和别人聊聊，跟信得过的朋友分享自己的故事。然而，最重要的是，如果有必要，就让孩子发泄自己的恐慌，因为他和你一样会感到恐惧、愤怒和伤心。你是孩子的向导，当他不知该如何应对时，他会看看你是怎么做的。

所以说，是的，可以暂时恐慌，但同时也一定要坚强，要充满希望。

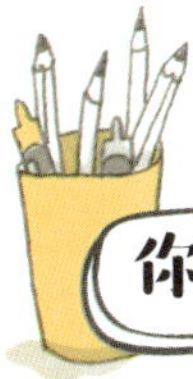

你不赞成医生的看法

孩子打喷嚏了，流的淡黄色鼻涕不同寻常，这让你怀疑孩子不只是得了感冒那么简单。所以，你上网做了一点小小的研究，于是更加确信自己的判断，认为孩子身上综合了黑死病、噬肉性麻风病和痛风症状。

然而，当你给儿科医生打电话时，她似乎毫不在意。她甚至觉得你不必带孩子去做检查，并且坚决制止你准备让孩子做全身推拿的想法。但你看着孩子流的鼻涕，还是坚信孩子体内有一种可怕的生物正在生长。不过我想说，你甚至都没有带孩子做过检查，看看到底是不是寄生虫。

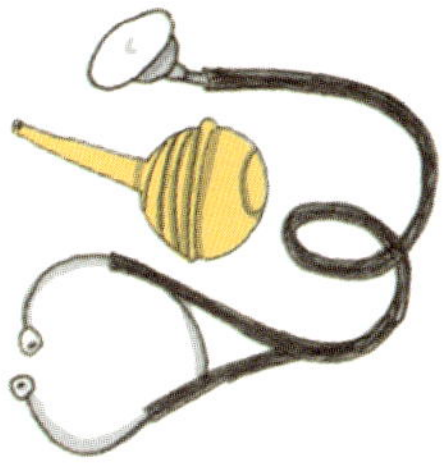

你只有三种选择：无论如何都要带宝宝去看医生；开始四处寻访一位和你对淡黄色鼻涕持相同见解的儿科医生；去黑市上买抗生素。你决定咨询镇上的其他医生，因为这是阻力最小的做法。一听说风险由你承担，好几位医生都迫不及待地表示想见你。

于是，你开启了本地医疗社区多站式环游。路上，你顺便去市场买了点补给品，以防你将来需要做全身推拿。

冷静下来

希望你在求医时，至少拜访了几位儿科医生，并且最终选择了自己最信任的那位。如果是这样的话，那么你在接下来的对话中，就不要再去怀疑这位医生了，毕竟人家是上过医学院的。没有哪个儿科医生盼着孩子生病。感冒、肠道有寄生虫、咽喉痛、痢疾、耳部感染和其他疾病都很常见。当你第一次打电话描述孩子的症状时，医生就能够判断出你是否真的需要带孩子过来看病，还是只要挨一挨就过去了。

当你选择的医学专家跟你说孩子很好，没有毛病时，纵使你不相信，但也没有哪个医生会拒绝你的预约。如果你的直觉告诉你，孩子需要医疗护理，那就向第二位医生咨询，只是别去做全身推拿就好。

育儿方法的真谛

假设你已经从头到尾读完了这本书，那么现在，你已经读到了最后，到了总结全书的时候。我已经把育儿信息精心打包呈现给你，它将为你的漫漫育儿路护航。如果你属于喜欢打破常规的人，经常从书的结尾部分读起，那么恭喜你，你把整件事都搞砸了。既然你完全不在意叙事结构，那么我告诉你，萝斯巴[59]就是一只雪橇狗。你满意吗?

不管怎么说，但愿其他读者朋友现在能够明白，育儿不是一场让你倍感压力的持久战。你已经知道，不要总是试图拿自己和其他家长比较，也不要总拿自家孩子和别人家的孩子比较，你需要根据实际情况斟酌利弊得失后，选择最合适的解决办法；你也懂得了，如果你感觉自己某个问题没有全部搞清楚，这也没什么，因为事实上，你确实没有全部搞清楚。如果我这样说，会让你好受一些，那么我还可以告诉你，你可能永远不会搞清楚。说真的，你可以假设自己的方法不对，这样一来，当事情最终圆满结束时，你一定会惊喜不已。这种态

59　译者注：《雪狗兄弟》是迪士尼公司 2008 年 2 月制作的电视电影。故事讲述几只小黄毛犬跑进集装箱后，被运到了阿拉斯加，于是有了参加雪橇比赛的机会的故事。萝斯巴是电影中的一只雪橇狗。

度帮助我顺利完成了自己的高三舞会和找到大学毕业后的第一份工作。

不要把所有这些“冷静育儿法”的做法和“敷衍了事”混为一谈。相反，要留心，要警惕，不要留下后患。如果书中的这些场景无法引起你的共鸣，或者你只肯从这本书中借鉴一点，那么就请牢记下面这句话：

爱你的孩子，其他一切都会水到渠成。

你可能有强迫症、神经性痉挛、情绪控制问题或难以抑制地想买好多牛仔帽。不管你认为自己有什么问题导致你无法成为一个好家长，但请记住，没有什么比好好爱孩子更重要。披头士乐队（Beatles）的《你所需要的只是爱》（*All You Need Is love*）并不是说“爱”是你唯一需要的工具，他们想要表达的是，“爱”这一工具能够帮助你构建其他工具、结构和装置。你可以用“爱”建立任何类型的亲子关系，不论你想要的是一座熠熠生辉的博物馆，以展示自己的卓越功绩，还是一个简单的家，给一家人提供温暖。所以，不要让压力、恐慌、忧虑或任何负面情绪成为拦路虎。

为了给你的爱扫清障碍，只需要遵守以下两个简单的步骤：

第一步，冷静下来。

第二步，没了。